婦人科思春期外来から 健やか親子21

女の子の体の発育と成長
正常から病気まで

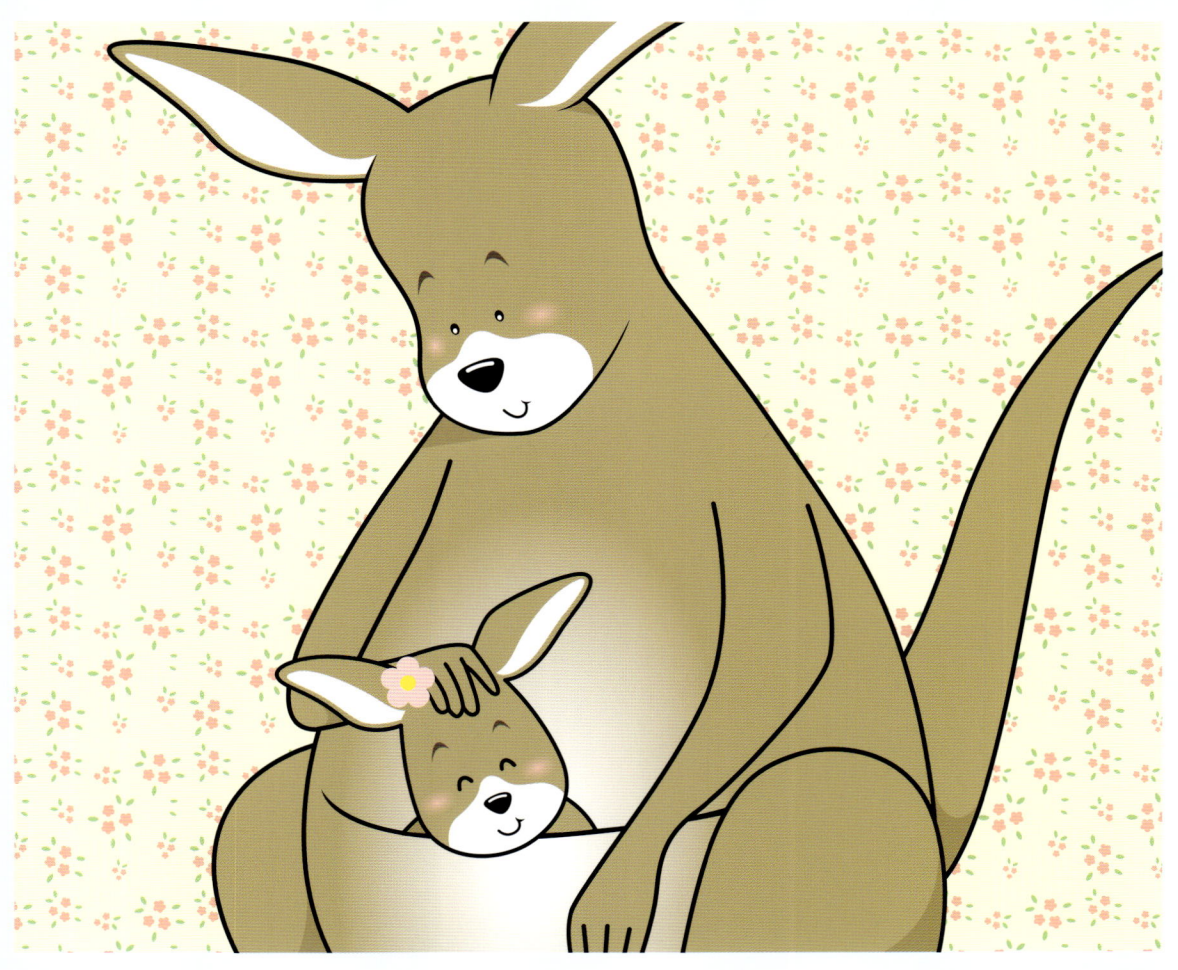

少年写真新聞社

CONTENTS — もくじ

はじめに ・・・・・・・・・・・・・・・・・・・・・・・・ 3

思春期発来のメカニズム ・・・・・・・・ 4

二次性徴でみられる女の子の体の変化 ・・ 5

女性性器解剖図 ・・・・・・・・・・・・・・・・・・ 6

乳房発育・陰毛発生の段階 ・・・・・・・・ 7

第1章　思春期とは　8

思春期とは ・・・・・・・・・・・・・・・・・・・・・ 8

思春期外来はなぜ必要か
　　　……その理由とは ・・・・・・・・・・ 9

思春期外来の現状 ・・・・・・・・・・・・・・・ 9
　（1）思春期にある子どもの心理的特徴　10
　（2）性機能の異常、正常
　　　−専門医の医学的助言− ・・・・・・ 10
　（3）身体の早熟化と
　　　精神発達のアンバランス化 ・・・・ 11
　（4）性に関する情報源と弊害 ・・・・ 11
　（5）子どもたちをサポートする ・・・・ 11

第2章　どのような子どもたちが診察に訪れるのか？　12

患者数と年齢分布 ・・・・・・・・・・・・・・ 12

初診時年齢は ・・・・・・・・・・・・・・・・・・ 13

思春期外来受診者の主訴は ・・・・・・ 13

思春期外来受診者の臨床診断
　── 圧倒的に多い月経異常 ── ・・ 14

思春期外来における実際 ・・・・・・・・ 15
　（1）問　　診 ・・・・・・・・・・・・・・・・ 16
　（2）全身の診察 ・・・・・・・・・・・・・・ 17
　（3）婦人科的診察が必要な場合 ・・ 18

第3章　思春期前期　20

二次性徴の始まりから初経まで
　　（ほぼ小学生高学年に相当）・・・・ 20

思春期早発症について ・・・・・・・・・・ 21
　真性思春期早発症とは ・・・・・・・・ 22
　仮性思春期早発症について ・・・・ 22
　部分的思春期早発症 ・・・・・・・・・・ 22
　特発性思春期早発症について ・・ 23

機能性子宮出血 ・・・・・・・・・・・・・・・・ 24
　機能性子宮出血はどうしておこるのか？ ・・ 24
　放置しておくとどうなるの？ ・・・・ 25
　軽い症例・重い症例によって治療も違うの？ ・・ 25
　基礎体温についての基礎知識 ・・ 26

内性器の奇形による月経異常 ・・・・ 30
　内性器の奇形によっておこった
　　　　月経困難症の例 ・・・・ 30

第4章　思春期におこる月経異常　31

思春期におこる主な月経異常とその定義 ・・ 31

遅発月経・原発性無月経 ・・・・・・・・ 32
　処女膜閉鎖症 ・・・・・・・・・・・・・・・・ 34
　染色体異常 ・・・・・・・・・・・・・・・・・・ 35
　ロキタンスキー・キュストネル・ハウゼル症候群 36

月経周期の異常について ・・・・・・・・ 39

月経持続日数・量の異常 ・・・・・・・・ 41

続発性無月経について ・・・・・・・・・・ 44
　7か月以上の無月経期間を有する場合は
　精密検査を ・・・・・・・・・・・・・・・・ 45

体重減少性無月経 ・・・・・・・・・・・・・・ 47

月経困難症 ・・・・・・・・・・・・・・・・・・・・ 50
　機能性月経困難症 ・・・・・・・・・・・・ 52
　月経痛は個人差がある ・・・・・・・・ 53

第5章　性感染症（STD）　58

若年層の性体験の現状 ・・・・・・・・・・ 58

STDの種類と最近の動向 ・・・・・・ 59

STDの予防 ・・・・・・・・・・・・・・・・・・ 61

おわりに　62

はじめに

自治医科大学産科婦人科学教室　渡辺　尚

　1974年に自治医科大学病院開院時に、婦人科に専門外来として思春期外来が設置されて以来、すでに30年以上が経過しました。筆者自身は、1997年よりその思春期外来を担当して現在を迎えています。その間、中学生・高校生を中心に、月経異常、機能性出血、外陰腟炎さらには心身症など多様な疾患を有する患者さんを対象に診てきました。

　産婦人科の外来診療の中で、思春期の患者の占める割合は、決して多くはありません。しかし、思春期は子どもから大人へと変わっていく移行期であり、身体的には二次性徴から性成熟までの段階、精神的には、子どもから大人へ向かっての自我の発達の時期で、性的欲求が出現し、さらに社会的、経済的には依存状態から完全自立するまでの過渡期であります。

　身体が発達途上であると同時に、心理的にも多感で動揺の激しい時期です。したがって、女性の一生を考えると、思春期の健全な身体的、精神的発達は、将来の妊孕性をも含めて極めて重要であることは言うまでもありません。また、思春期の子どもたちを取り巻く社会も目まぐるしく変化しており、思春期女子に対する医療面での対応も、社会的背景を十分に考慮したものでなければなりません。思春期外来での診療では、これらのこの時期の特殊性を十分に理解したうえで行われなければなりません。

　このたび、少年写真新聞社刊「小学保健ニュース」「保健ニュース」で11回連載した「思春期外来を訪れる子どもたちの心身の健康」に筆を加え、項目も追加し書籍化する機会を得ました。

　これまでの臨床経験をベースに、さらには参考文献のデータを示しながら、できるだけわかりやすく解説していきたいと思います。

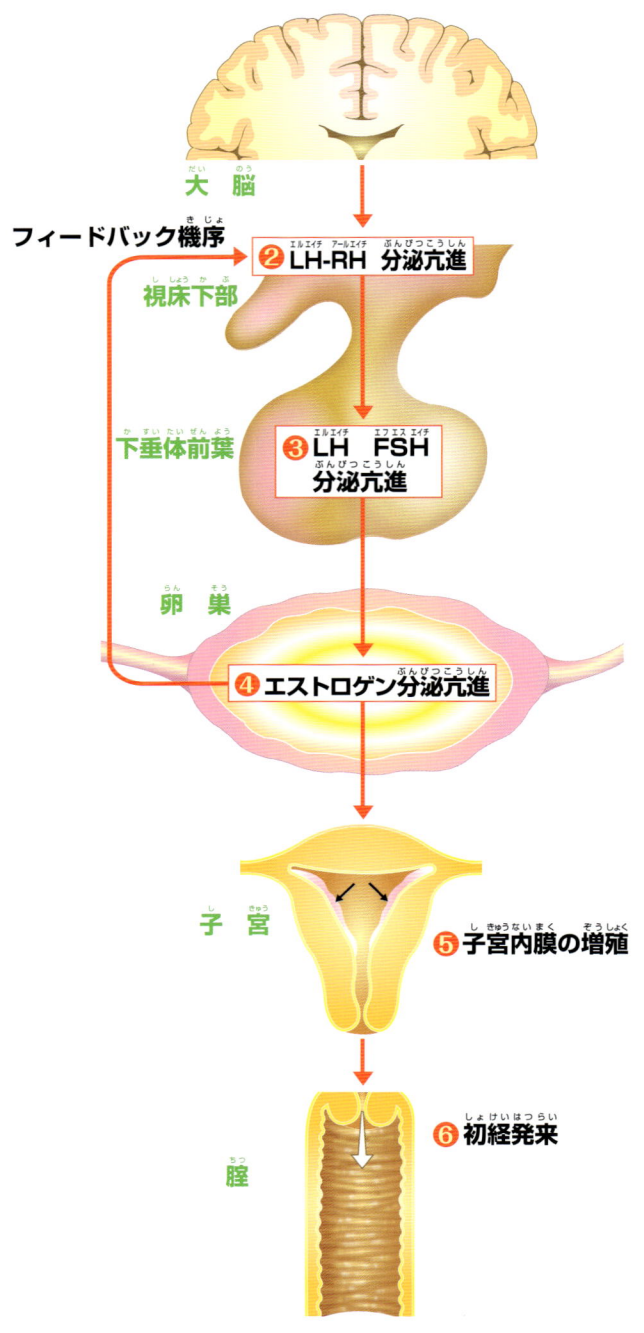

二次性徴でみられる女の子の体の変化

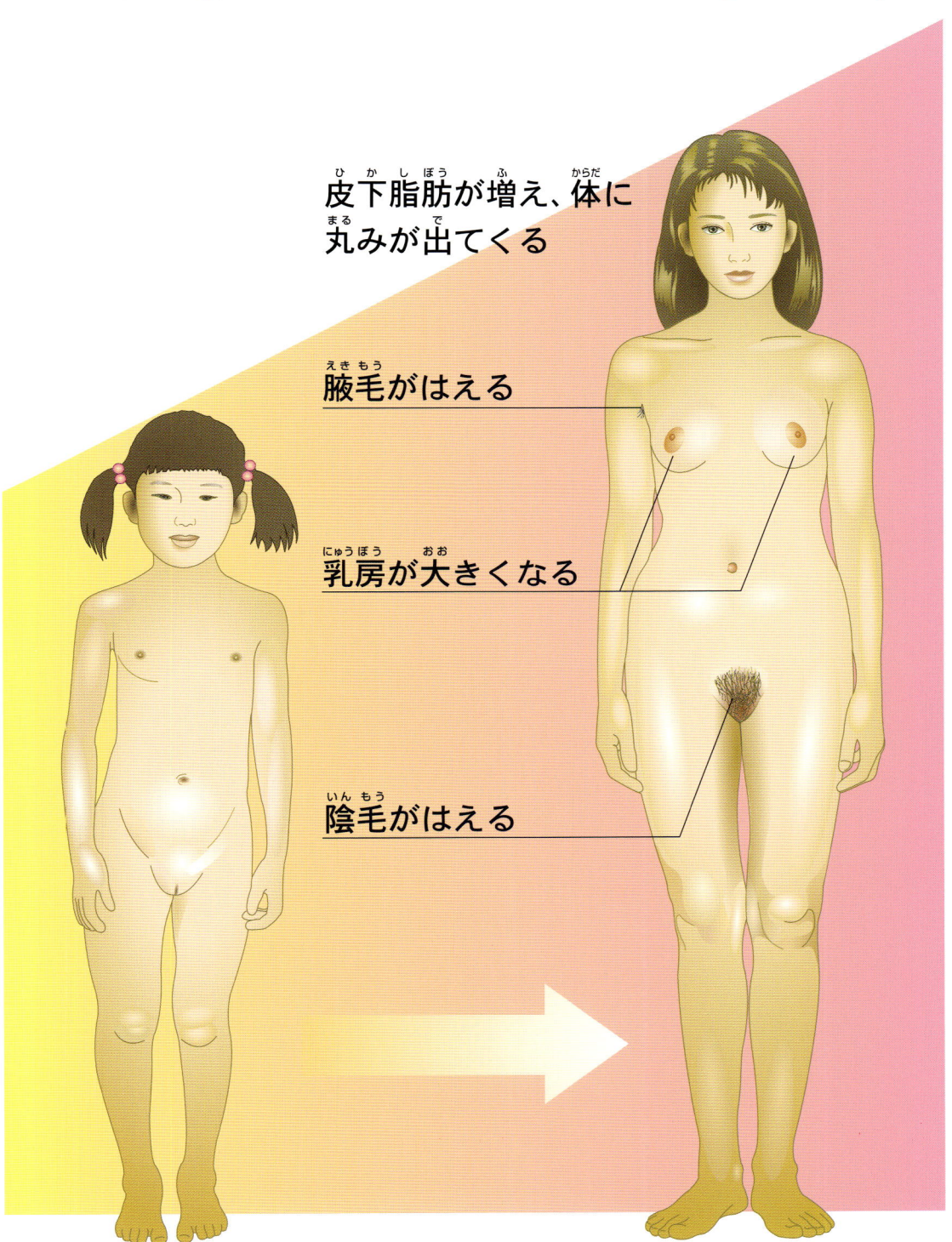

皮下脂肪が増え、体に丸みが出てくる

腋毛がはえる

乳房が大きくなる

陰毛がはえる

女の子の体の発育と成長

女性性器解剖図

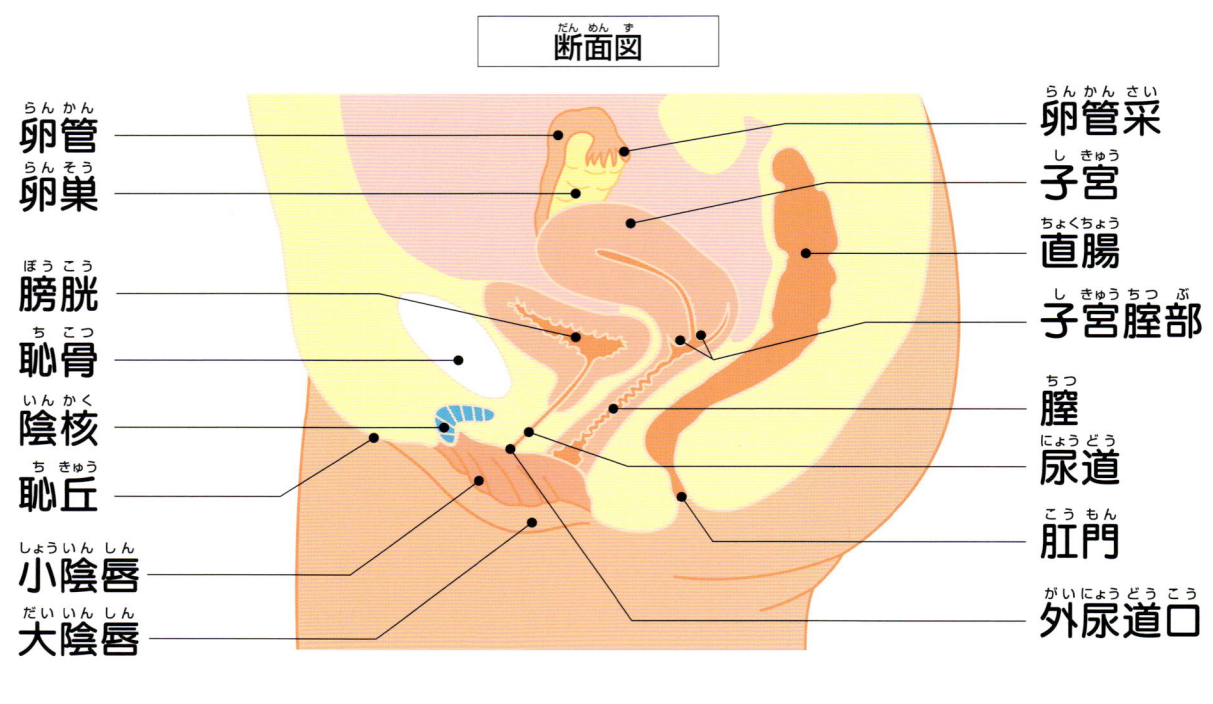

断面図

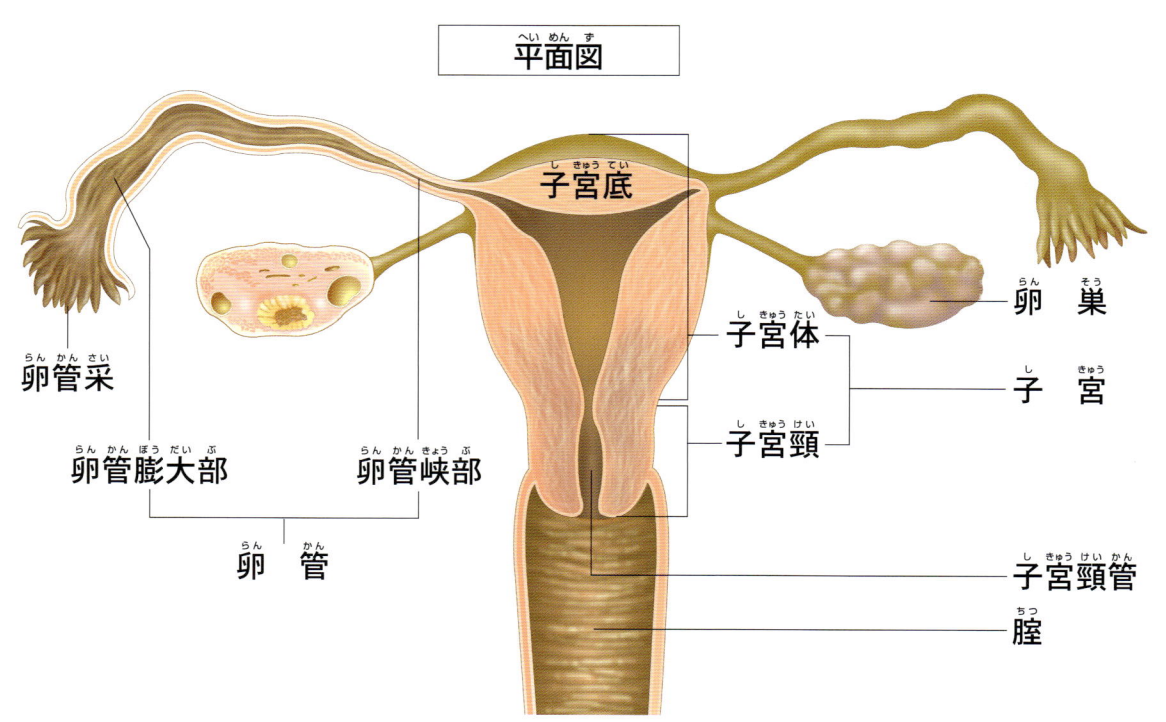

平面図

乳房発育・陰毛発生の段階（Tanner分類）

乳房発育の段階

B1	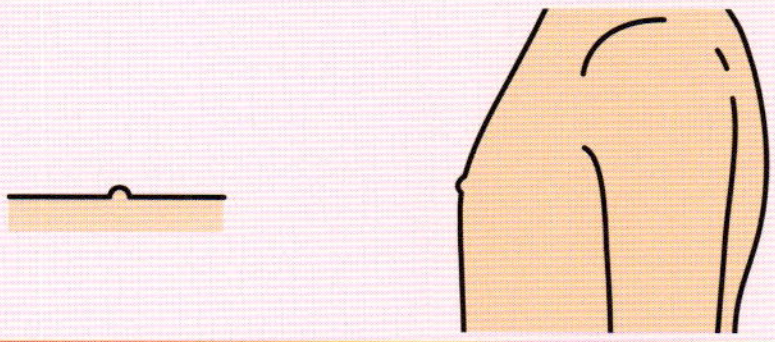	**第1期** 乳頭だけが突出。
B2 （蕾期）	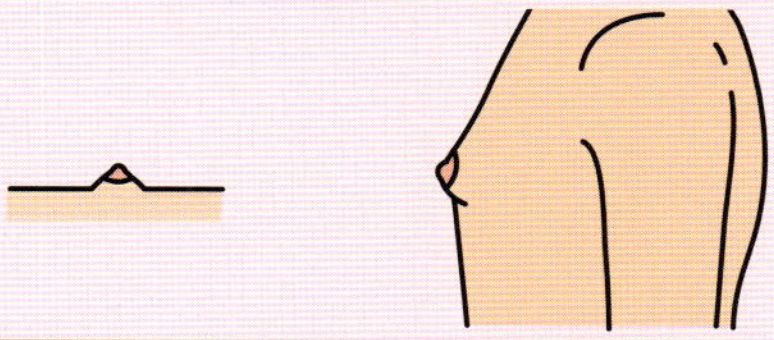	**第2期** 乳頭が突出し、乳房が小さい高まりを形成、着色を増す（蕾期）。
B3	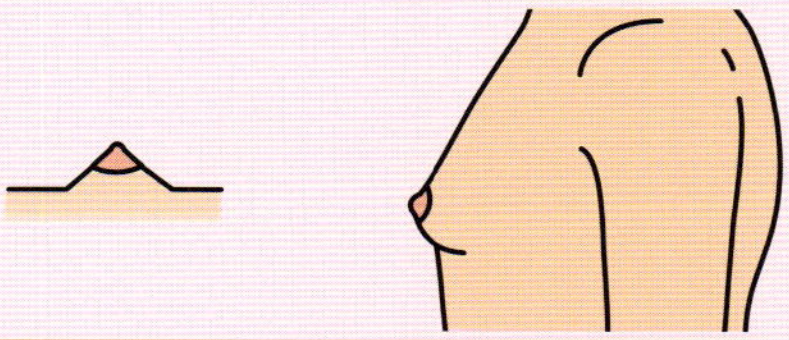	**第3期** 乳輪と乳房実質がさらに突出、しかし乳輪部と他の部分との間に段がない。
B4	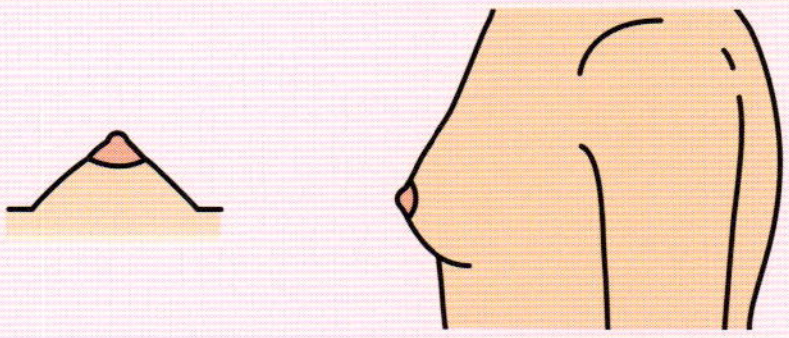	**第4期** 乳輪部が乳腺実質の上に盤上に突出。
B5 （成熟期）	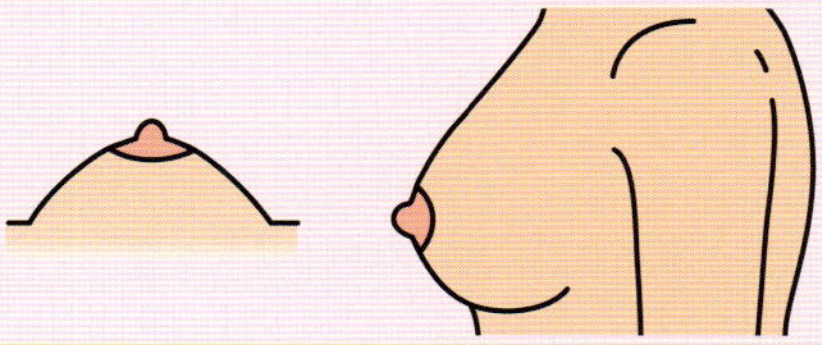	**第5期** 丸味を持つ半球状の乳房を形成（成人型）。

（日本母性保護医協会研修ノート、No.22、「思春期と産婦人科」、1983より）

陰毛発生の経過

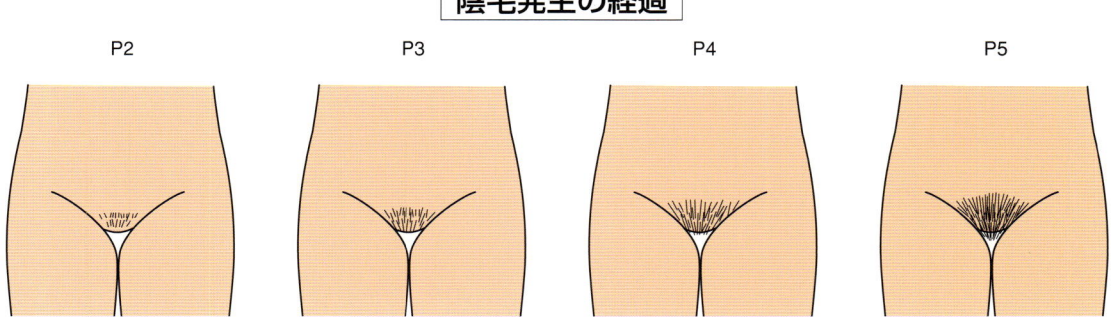

（日本母性保護医協会研修ノート、No.22、「思春期と産婦人科」、1983より）

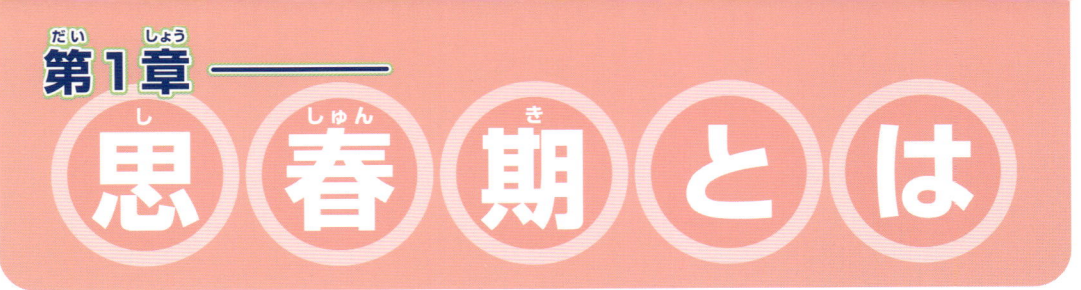

第1章 思春期とは

思春期とは

思春期の定義

　思春期とは、「小児期と成熟期の移行期であり、性機能の発現、すなわち乳房発育、陰毛発生などの二次性徴出現に始まり、初経を経て二次性徴の完成と月経周期がほぼ順調になるまで」をいいます。日本産科婦人科学会の定義では、その期間は8〜9歳ころから17〜18歳ころまでとされています。

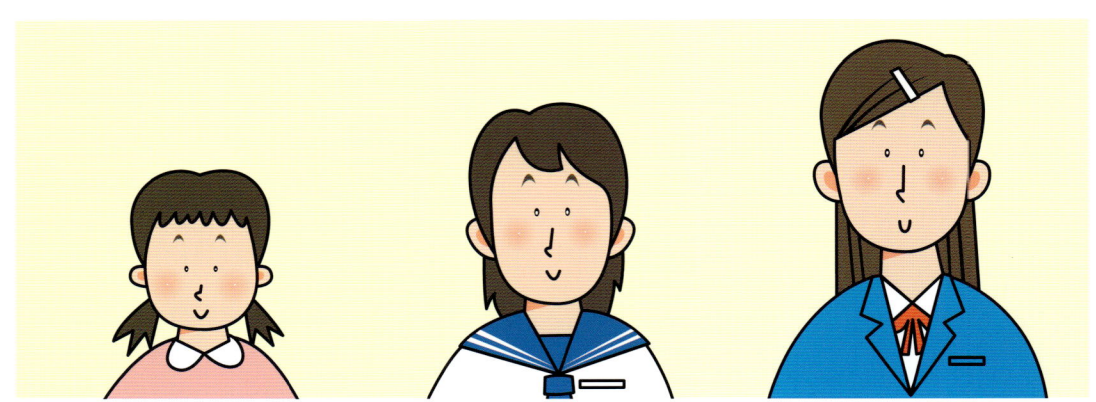

第1章 —— 思春期とは

思春期外来はなぜ必要か……その理由とは

心身ともに発育・発達途上にあるとともに二次性徴に直面し、それらの急激な変化に戸惑いながら自己を適応させていかなければならない思春期の子どもの医療は、おとなに対する医療とは異なった対応が必要となります。

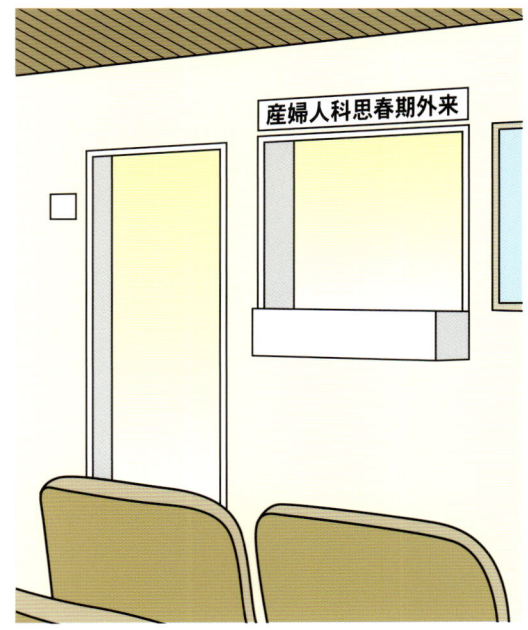

思春期外来の現状

わが国では、1962年に松本清一氏らによって群馬大学病院産婦人科に思春期外来が設けられたのが最初の試みでした。欧米諸国では、1955年ころから、子どもや思春期の女子の診察に特別な扱い方をする思春期外来が開設されるようになり、婦人科医と小児科医、内科医その他の医師との間に交流ができ、診断や諸問題が検討できる態勢が整えられました。

（1）思春期にある子どもの心理的特徴

　思春期の時期にある子どもたちは特に羞恥心が強く、性器の診察に対して強い心理的な抵抗をもちます。

◎ 心理的抵抗感を和らげるポイント

- 性器の診察に対して、医師はおとなの女性と同じ扱いをしないこと。
- 診察の前に、十分に説明し納得させること。診察を強行したりすると、精神的苦痛を与え、将来の性生活に心理的障害を残す可能性も考えなければならない。
- 年齢や身体、精神の発育・発達に応じた特別な扱い方が必要。
- 婦人科的な訴えをもつ子どもや、その保護者などが躊躇なく安心して訪れることができるように、一般の産婦人科外来とは分離した場所に外来を設ける。

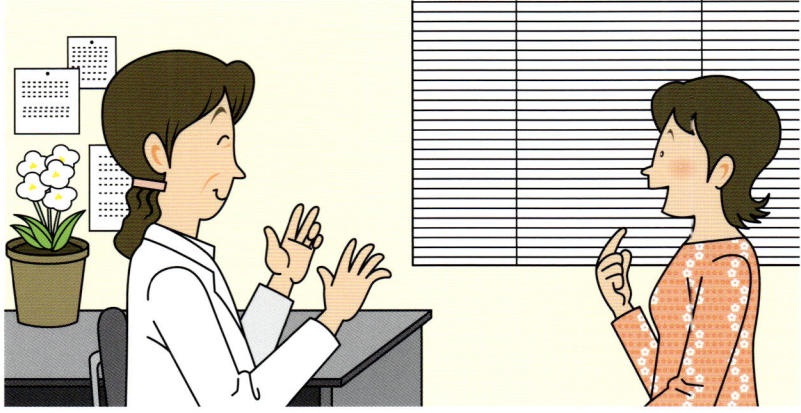

（2）性機能の異常、正常　－専門医の医学的助言－

　思春期にある子どもたちは、とくに婦人科領域では、発育・発達途上の性器や性機能に種々の異常がおこりやすくなります。
　たとえば月経異常や機能性子宮出血が頻発します。一方、時には正常の発達経過におこってくる変化を異常と考えて、本人や母親が悩むこともあります。したがって産婦人科医の適切な診療や医学的助言を必要とする場合が少なくありません。

第1章 —— 思春期とは

（3）身体の早熟化と精神発達のアンバランス化

　近年では、身体の早熟化が進む一方で、身体の発育と精神発達とのアンバランス、ストレスの増加や性意識の変化などにより、産婦人科診療の必要性がますます増加しているように思われます。

（4）性に関する情報源と弊害

　子どもたちにとっての性に関する主な情報源は、身近なところにいる友人や、テレビ、雑誌などですが、友人の場合は特に聞きかじった知識を振り回している場合が少なくなく、必ずしも問題解決が図れるとはいえません。
　一方、マスメディアからの情報には、誤ったものがないとはいえず、子どもたちを悩ませる結果となる場合もあります。

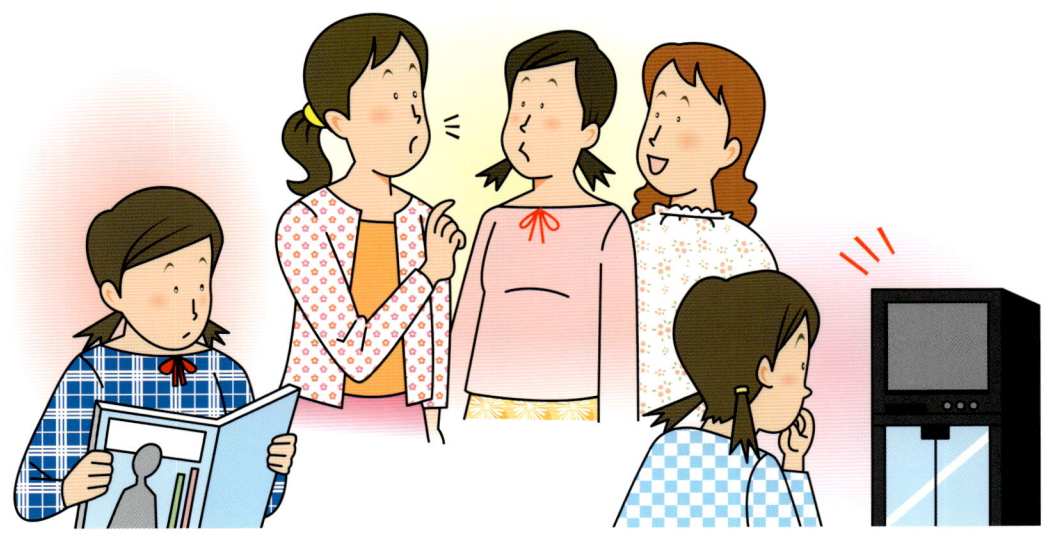

（5）子どもたちをサポートする

　思春期を対象とした医療機関は、このように情報を整理できずに悩んでいる子どもたちに対してサポートするという役割も負っています。

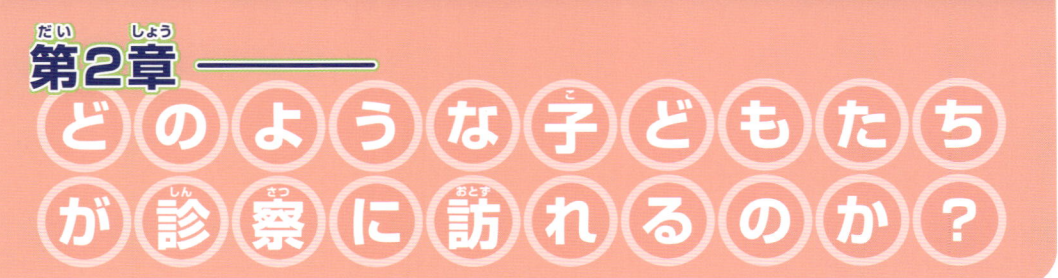

第2章 どのような子どもたちが診察に訪れるのか？

患者数と年齢分布

　筆者が担当している自治医科大学産婦人科思春期外来の現状から、受診患者の年齢分布をみてみます（下図）と、平均年齢は17.1歳で、16～18歳（高校生に相当）が最も多く約40％を占めており、ついで13～15歳（中学生に相当）が約20％で、中・高校生で全体の約60％になっています。

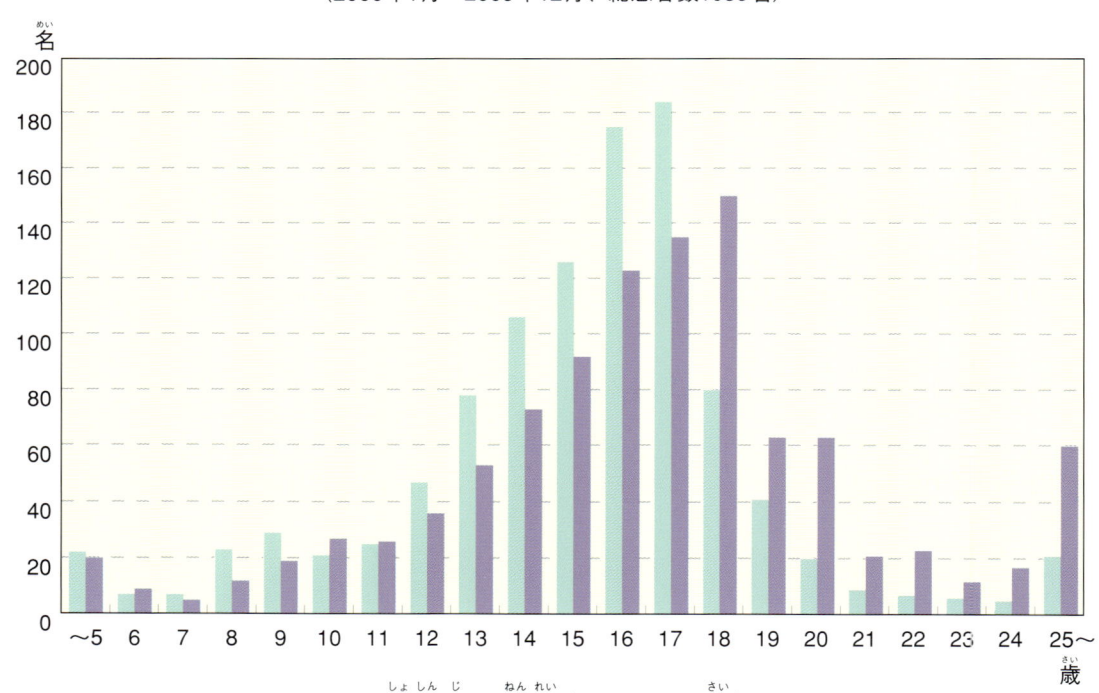

自治医科大学産婦人科思春期外来患者の年齢分布
（2000年1月～2009年12月、総患者数1039名）

■：初診時の年齢（15.7±4.1歳）
■：最終受診時の年齢（17.1±4.9歳）

第2章 どのような子どもたちが診察に訪れるのか？

初診時年齢は‥

　初診時年齢は、平均が15.7歳で、15～17歳時にピークがあります。この年齢分布は、1974年に当外来が開設されて以来、ほぼ変わっていません。21歳以上で思春期外来の対象になっているのは、大学生など未婚のため一般の婦人科外来を受診しづらいという人や長期間にわたって思春期外来に通院していて成人に至った人たちです。

思春期外来受診者の主訴は‥

　主訴とは、患者さんが訴える主な症状のことをいいます。つまり、どんな症状があったために受診したかということです。主訴別にみてみると（下図）、無月経が最も多く、月経痛、不正出血、月経不順と月経に関する訴えが多くを占めています。

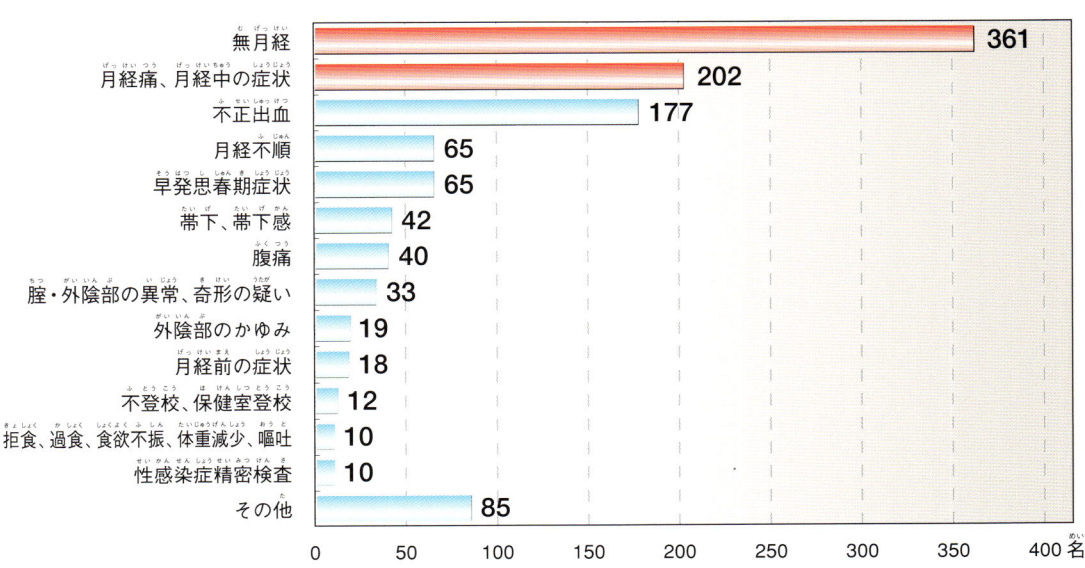

自治医科大学産婦人科思春期外来患者の主訴
（2000年1月～2009年12月、総患者数1039名、複数主訴89名、総主訴数1139）

主訴	件数
無月経	361
月経痛、月経中の症状	202
不正出血	177
月経不順	65
早発思春期症状	65
帯下、帯下感	42
腹痛	40
腟・外陰部の異常、奇形の疑い	33
外陰部のかゆみ	19
月経前の症状	18
不登校、保健室登校	12
拒食、過食、食欲不振、体重減少、嘔吐	10
性感染症精密検査	10
その他	85

その他（85名）の内容：頭痛、腹部腫瘤（各8名）、外陰部痛（6名）、精神的に不安定、多毛、低身長（各5名）、外陰部外傷（4名）、全身倦怠感（3名）、緊急避妊ピル希望、腰痛、排尿時痛、胸痛、冷え、呼吸異常、不眠、月経日移動、性的虐待の疑い、乳房のかゆみ、乳房が小さい（各2名）、その他（各1名ずつ19名）

女の子の体の発育と成長

思春期外来受診者の臨床診断 ──圧倒的に多い月経異常──

──見逃せない摂食障害との関係──

臨床診断別にみると（下図）、月経異常が全体の約76％と圧倒的に多くみられます。

また、大学の附属病院であることもあり、妊娠で訪れる患者さんは5名と少数でした。一般の病院や医院の通常の外来に通院しているものと考えられます。

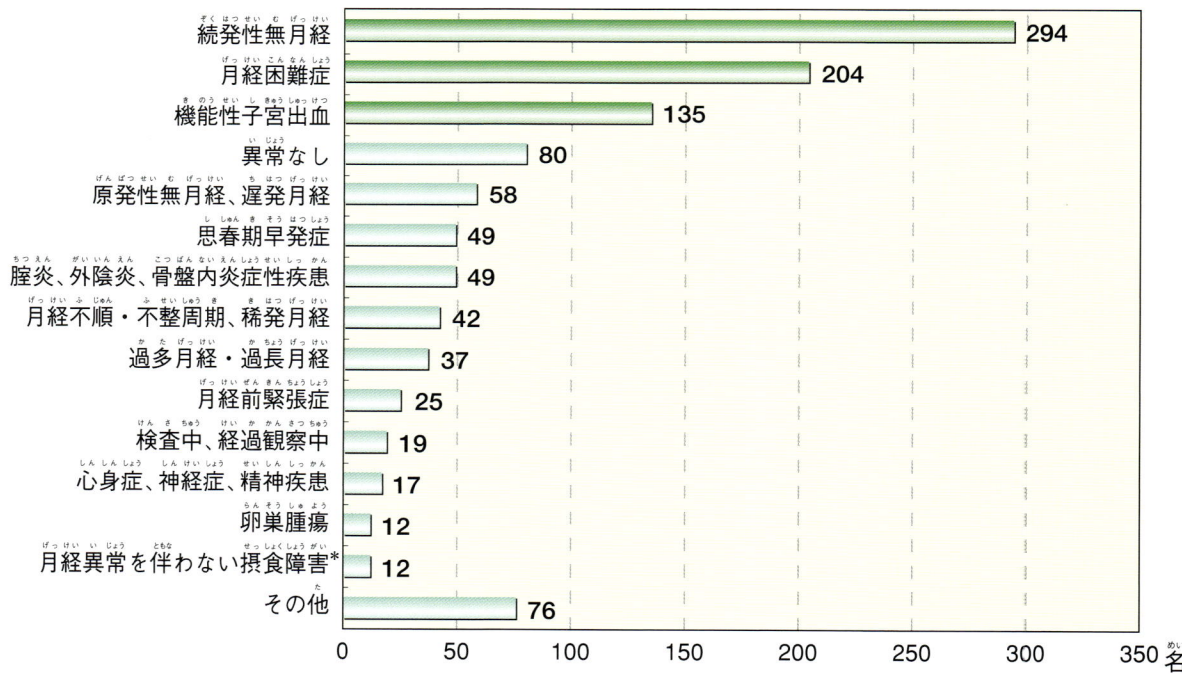

自治医科大学産婦人科思春期外来患者の診断名
（2000年1月～2009年12月、総患者数1039名、複数の診断名を有する患者65名、総診断名数1109）

- 続発性無月経　294
- 月経困難症　204
- 機能性子宮出血　135
- 異常なし　80
- 原発性無月経、遅発月経　58
- 思春期早発症　49
- 膣炎、外陰炎、骨盤内炎症性疾患　49
- 月経不順・不整周期、稀発月経　42
- 過多月経・過長月経　37
- 月経前緊張症　25
- 検査中、経過観察中　19
- 心身症、神経症、精神疾患　17
- 卵巣腫瘍　12
- 月経異常を伴わない摂食障害*　12
- その他　76

*「月経異常を伴わない摂食障害」は初経前を含む

その他（76名）の内容：不登校・保健室登校、小陰唇癒着症（各9名）、膣・外陰部外傷、消化器疾患（各6名）、妊娠、膣外陰部奇形（各5名）、排卵痛（4名）、多嚢胞性卵巣、月経モリミナ（処女膜閉鎖症）、先天性副腎皮質過形成、緊急避妊ピル希望、乳輪部湿疹、内科疾患（各2名）、その他（各1名ずつ20名）

第2章 —— どのような子どもたちが診察に訪れるのか？

——このような稀な月経異常もある——

稀な症例としては、気管支子宮内膜症が１例あり、この患者さんは、月経時に喀血が認められ、呼吸器内科にて気管支鏡検査をしてもらい、気管支に子宮内膜が存在することがわかりました。そのために、月経のたびに月経血が気管支へ流出し、喀血が認められたのです。

——体重減少と月経——

また、特に注目すべきことは、続発性無月経と診断された患者さん294名の中には、明らかな体重減少が認められた症例が約半数（142名）を占めたこと。さらに摂食障害と考えられる症例も存在したことです。言い換えれば、思春期外来受診者のうち約1/7が体重に関係しており、摂食障害との関係を見逃せない患者さんである、ということになります。

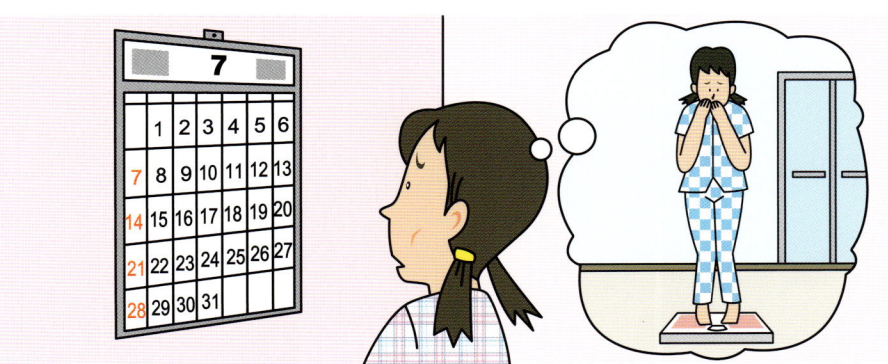

思春期外来における実際

前述したように、成人の患者さんとは全く違う対応をします。たとえば、すぐに内診台（産婦人科専用の診察台のこと）に上がって‥ということはしません。それは、思春期の子どもに多い月経異常や異常出血、あるいは月経痛などの訴えに対しては、必ずしも内診台上で婦人科的診察を必要としないほうが多いからです。
①詳細な問診 ②全身的観察 ③基礎体温の測定 ④血中ホルモン値測定 ⑤試験的ホルモン剤投与などによって診断をくだし、適切な治療を行うことができることが多いのです。

（1）問　診

- 不安と緊張を和らげるために、患者さんの訴えをよく聞くことから診察を始める。
- ▼
- 訴えの中に隠された心理をもくみ取りながら訴えを聞く。
- ▼
- 患者さんの求めているものを的確につかむために、信頼関係をつくりあげる。
- ▼
- それには決して急がず時間をかけて問診する。
- ▼
- 医師・看護師は患者さんのプライバシーを堅く守る姿勢を明らかにすることが非常に大切である。

＊＊＊ 問診で留意すること ＊＊＊

　年長の子どもでは、自分から進んで婦人科的訴えについてよく説明できる場合が多いのですが、付き添ってきた母親が一方的に話をする場合があります。時には患者本人の訴えが母親の話とまったく違っていることがあります。

　また、性経験の有無やそれに関わることについては、母親の前では本当のことが言えない場合もあります。そういう場合には、1人にしてもう一度尋ねてみる必要があります。

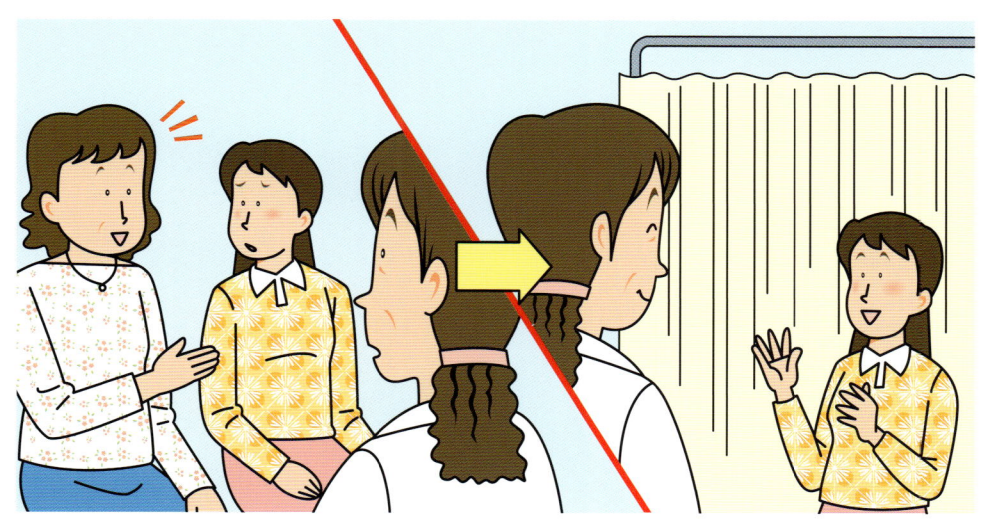

（2）全身の診察

実際の診察にあたっては、まず全身の発育状態、表情を観察する。

▼

普通の診察台にあお向けに寝かせて、腹部の視診、触診を行い、腹部腫瘤、圧痛（おなかをおした時に痛むこと）の有無などを調べる。

▼

必要に応じて、経腹超音波検査を行う。

▼

さらに、下肢の浮腫（足のむくみ）、多毛の有無、にきびの有無など全身を観察する。

このような診察の間、絶えずなるべく話しかけるようにして、お互いの信頼関係を築いていきます。

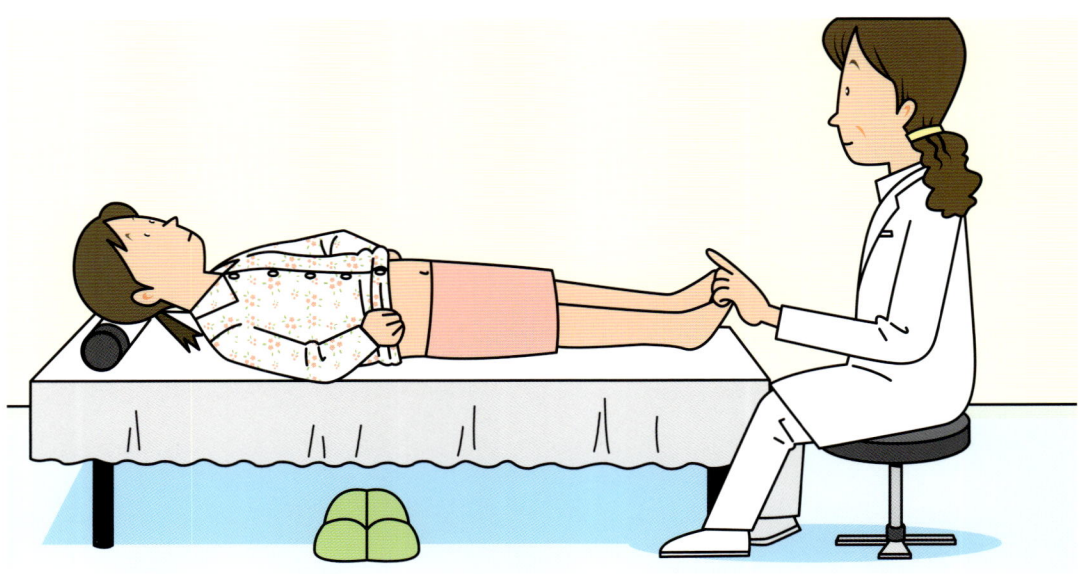

（3）婦人科的診察が必要な場合

　多くの症例では、前述の問診と全身の診察、血中ホルモン値の測定、あるいはそれに加えてその後の経過観察で診断がつくので、婦人科的診察は必要ではありません。

　しかし、おりもの・外陰部掻痒感（かゆみ）、外陰部の奇形や腫瘤の疑い、あるいはホルモン剤を投与しても止めることのできない出血などの訴えのある場合は婦人科的診察が必要となります。

　内診が必要な場合も、直腸・腹壁双合診で所見を得ることが可能です。また、近年、経腟超音波のプローブでも細いものがでてきており、それを経直腸的に用いて検査することが可能で、それらにより多くの情報が得られます。

直腸・腹壁双合診

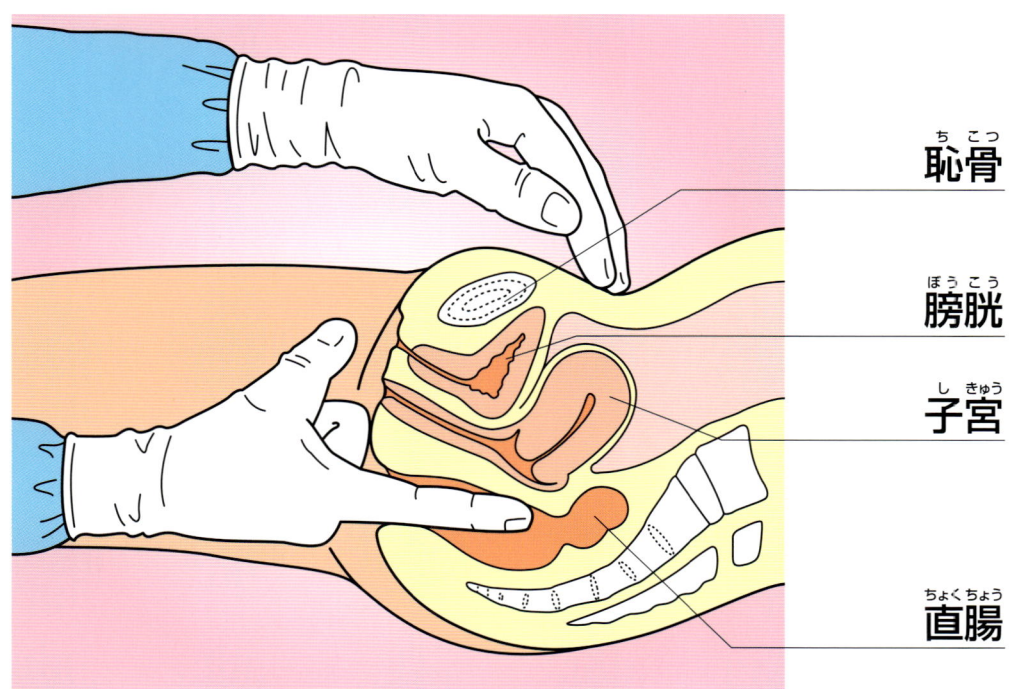

第2章 — どのような子どもたちが診察に訪れるのか？

その他の診察器具　［腟鏡］

腟鏡とは、腟内を見るときに使われるもので、腟の発達段階に応じて種々の腟鏡が用いられます。

> 例：年少児では、耳鼻科用の鼻鏡で代用することができる。
> 　　性交経験者は小型のクスコ腟鏡を使用する。

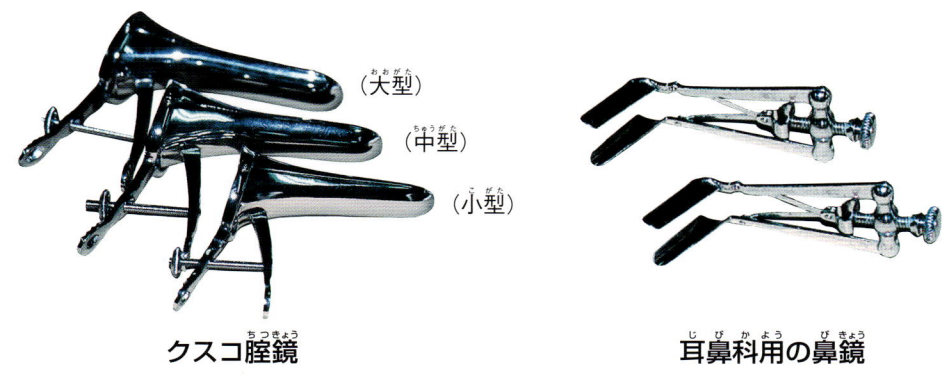

クスコ腟鏡　　　　　　　　　耳鼻科用の鼻鏡

　内診台に上げないで診察をする場合は、通常の診察台で仰臥位（あお向けの体位）や肘膝位（下図参照）をとらせ外陰部を観察します。
　下腹部腫瘤の存在が疑われるときなどは、ＣＴスキャンや磁気共鳴画像（ＭＲＩ）のほうが多くの情報が得られる場合もあり、そのような時はそれらを優先します。
　なお、自治医科大学産婦人科思春期外来は1974年の開設以来、特殊外来のひとつとして、週1回午後に診察を行っています。婦人科的治療よりも、内科的、精神的治療が優先されるべき患者さんについては、同病院の内科、精神科、子どもの心の診療科に治療を依頼しており、各診療科で連携をとって診療をすすめています。

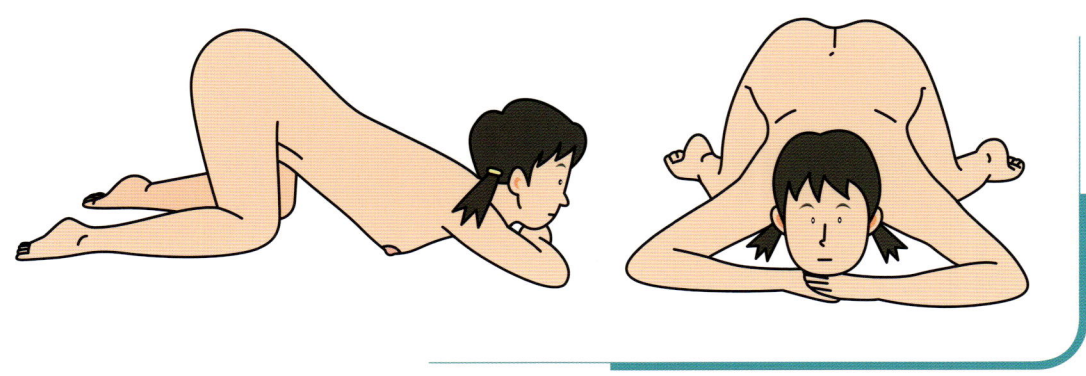

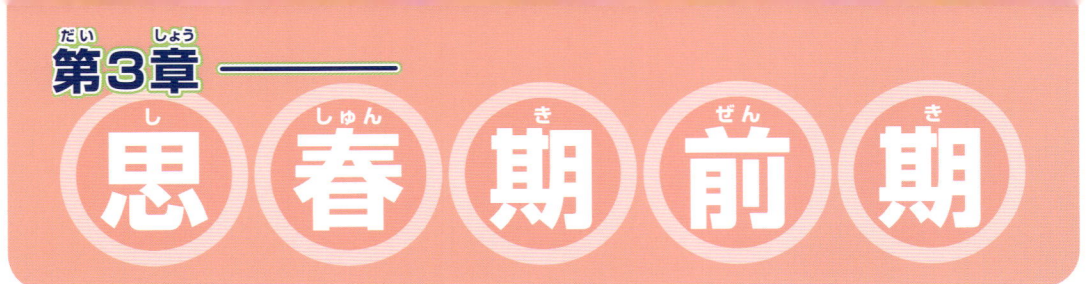

第3章 思春期前期

―― 二次性徴の始まりから初経まで（ほぼ小学生高学年に相当）――

　思春期に入ると視床下部―下垂体―卵巣系が発達し、卵巣は卵胞発育を開始し、卵胞ホルモンであるエストロゲンの分泌が高まります。<u>その結果、二次性徴が開始するとともに子宮内膜の増殖が開始し無排卵性月経がおこります。これが初経で、その後数か月から数年で排卵周期が確立します。（P4の図参照）</u>したがって、思春期においては卵巣機能不全に起因する続発性無月経や機能性出血がしばしばおこります。

　<u>しかし、思春期の月経異常が性成熟期のものと異なる点は、性機能の発達の途上でおこるということであり、生理的範囲と病的状態の区別が困難である場合が少なくありません。</u>

初診時年齢12歳以下の外来患者181名の主訴と臨床診断
（自治医科大学産婦人科思春期外来、2000年1月〜2009年12月）

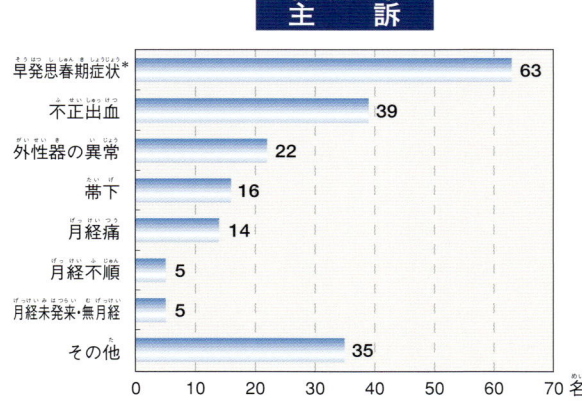

主訴
- 早発思春期症状＊　63
- 不正出血　39
- 外性器の異常　22
- 帯下　16
- 月経痛　14
- 月経不順　5
- 月経未発来・無月経　5
- その他　35

＊早発思春期症状：早期月経初来、乳房発達、陰毛・腋毛発生

その他（35名）の内容：
外陰部外傷、腹痛、頭痛・めまい、不登校・保健室登校（各4名）、外陰部痛、外陰部のかゆみ、低身長（各3名）、性感染症精査、食欲不振、腹部腫瘤、注意力散漫、不整脈、嘔吐・下痢、冷え、尿漏れ、月経前の症状、月経日移動（各1名）

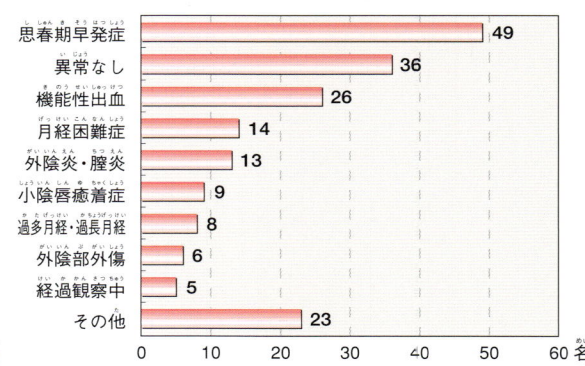

臨床診断
- 思春期早発症　49
- 異常なし　36
- 機能性出血　26
- 月経困難症　14
- 外陰炎・膣炎　13
- 小陰唇癒着症　9
- 過多月経・過長月経　8
- 外陰部外傷　6
- 経過観察中　5
- その他　23

その他（23名）の内容：
不登校、保健室登校（4名）、心身症（3名）、精巣性女性化症候群、続発性無月経、内科疾患（各2名）、重複子宮重複膣膣中隔、左小陰唇過形成、外陰部母斑、ターナー症候群、先天性副腎皮質過形成、摂食障害、月経前緊張症、周期性卵巣嚢胞、卵巣腫瘍、虐待の疑い（各1名）

第3章 —— 思春期前期

思春期早発症について

　10歳未満で初経が発来したものを早発月経といいます。また、早発月経、7歳未満で乳房発育、9歳未満で陰毛発生のいずれかが認められれば思春期早発症と定義されています（表1）。
　思春期早発症には、真性思春期早発症と仮性思春期早発症、さらには部分的思春期早発症があります（表2）。

（表1）思春期早発症の診断基準

① 乳房発育が7歳未満で開始
② 陰毛発生が9歳未満で開始
③ 初経発来が10歳未満（早発月経）

①、②、③のいずれかを満たせば思春期早発症と定義される。

（表2）思春期早発症の分類

真性思春期早発症	・特発性思春期早発症 ・器質性（脳性）思春期早発症 ・異所性ゴナドトロピン産生腫瘍
仮性思春期早発症	・卵巣性思春期早発症 ・副腎性思春期早発症
部分的思春期早発症	・早発性乳房発育 ・早発性陰毛発育

女の子の体の発育と成長

真性思春期早発症とは

視床下部―下垂体系の活動が早期に開始し、下垂体からのゴナドトロピンの分泌が増加する結果引きおこされるものです。

原因 ···· 特発性、器質性（脳性：脳腫瘍など）、異所性ゴナドトロピン産生腫瘍などがあります。

> ゴナドトロピン ― 卵巣を刺激するホルモンで、卵胞刺激ホルモン（FSH）と黄体化ホルモン（LH）の2種類がある。

仮性思春期早発症について

性腺または副腎からのエストロゲン（女性ホルモン）やテストステロン（男性ホルモン）などの性ステロイドの分泌増加によっておこるもので、下垂体からのゴナドトロピンの分泌を伴わないものです。

原因 ···· 卵巣性（卵胞原発のホルモン産生腫瘍など）・副腎性（先天性副腎皮質ステロイド合成酵素欠損症：副腎性器症候群、副腎腫瘍など）などがあります。

部分的思春期早発症

他の二次性徴の特徴はないのに、乳房だけが早期に発達したり、あるいは陰毛が早期に発生したりしているものをいいます。早発月経は認めず、また、内分泌異常もなく、特別な治療を必要とせず、注意深い経過観察で十分なことが多いとされています。

いずれにせよこれらの前述した思春期早発症の定義にあてはまる児童については、婦人科専門医の診察が望まれます。

第3章 ── 思春期前期

特発性思春期早発症について

　思春期早発症の中で、最も高頻度に認められる特発性思春期早発症では、血中の卵胞刺激ホルモン（FSH）、黄体化ホルモン（LH）、エストラジオール（卵巣から分泌される女性ホルモン「エストロゲン」のひとつ）の値は思春期としての正常範囲を示します。おとなになってからの卵巣機能は多くは正常で、妊娠の能力にも支障はありません。

　しかし、問題となるのは、そのときに同年齢の人に比べると身長が高いのが普通ですが、エストロゲンの分泌が増すと骨端線が早期に閉鎖してしまうので、おとなになってからの身長は低くなってしまうということです。治療の必要性はここに生じます。

思春期早発症の診断基準にあてはまらなくても、こんなケースは治療の対象になります。

例①：10歳で初経あり。まわりの友達はまだ初経がなく、自分ばかりでつらい。
　②：10歳で初経あり。現在の身長は140㎝、もう少し身長を伸ばしたい。

【身長の伸びは個人差があるが・・】

　通常、初経発来直前より、身長の急激な伸びがあります。もちろん個人差はありますが、何もしなければ初経発来以後の**身長の伸びは5㎝前後**と考えればよいと思われます。

　骨年齢、血中ホルモン基礎値を検査したうえで、治療することによりしない場合より身長を伸ばすことが可能かどうか判断します。すでに、暦年齢にくらべて骨年齢が著明に進んでおり、骨端線が閉鎖しているような症例では、治療により身長を伸ばせる可能性は低いと考えられます。しかし、上述の例①のように治療を希望する場合は治療に踏み切ることが多いです。

主な治療

おもな治療はホルモン療法ですが、これは下垂体からのゴナドトロピン分泌を抑制するGnRHアナグロが一般的に用いられています。この治療により、骨成熟抑制と一過性の月経停止がおこります。

機能性子宮出血

子宮内膜からの出血のうち、月経と器質的病変（妊娠、炎症、腫瘍、外傷など）によるものを除外したものを機能性子宮出血といいます。

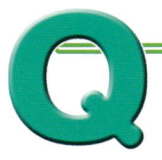

Q 機能性子宮出血はどうしておこるのか？

A

排卵性月経は、エストロゲンが作用した子宮内膜に、排卵後さらにプロゲステロン（黄体ホルモン）が作用し、それらの血中ホルモンが急速に低下することによっておこる消退出血です。しかし、初経後間もない時期においては、視床下部－下垂体－卵巣系の機能が発達途上にあるため、卵胞発育はおこりエストロゲンは分泌されるものの、これに対する中枢のポジティブフィードバック機構が未熟で排卵がおこりません。したがって、黄体が形成しないため黄体ホルモンの分泌がおこりません。

子宮内膜はエストロゲンの作用で増殖し続け、それ以上内膜を栄養しきれなくなり、破綻出血がおこります。思春期の機能性出血のほとんどはこのような無排卵による破綻出血です。

中枢のポジティブフィードバック機構
―― エストロゲンに反応して下垂体から黄体化ホルモン（ＬＨ）が大量に分泌されて排卵をおこすしくみのこと

第3章 —— 思春期前期

Q 放置しておくとどうなるの？

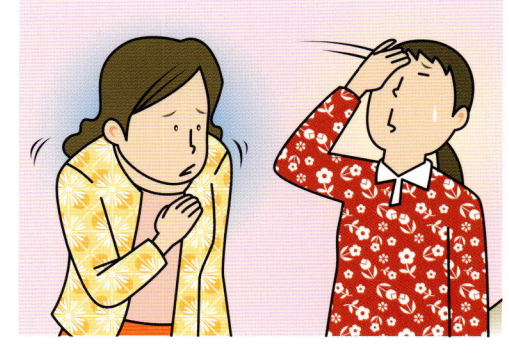

高度の鉄欠乏性貧血を招くこともある

A 思春期の機能性子宮出血のほとんどは、前述のような無排卵性による破綻出血です。2～3日の軽い出血から、1か月以上も強い出血が続いて高度の鉄欠乏性貧血を来すものまであります。出血が長く続くような場合は、婦人科専門医を受診することが必要です。

Q 軽い症例・重い症例によって治療も違うの？

A **軽いものでは、基礎体温測定を指導しながら経過をみます。**
　重い症例に対しての治療はホルモン療法が主体となります。主にエストロゲン＋プロゲステロン製剤（ピル）を投与し、止血をはかり消退出血をおこす治療が行われます。その後も必要に応じて2～3周期（1周期は28日、そのうち21日間ホルモン剤を内服する場合が多いです。）は、同薬剤かカウフマン療法で確実に消退出血を発来させて不正出血を防止し、貧血の改善をはかります。鉄欠乏性貧血が認められる場合は鉄剤投与を行います。通常は一般の止血剤での止血は期待できません。

> **カウフマン療法** —— エストロゲン剤とプロゲステロン剤の周期的投与

女の子の体の発育と成長

TOPICS

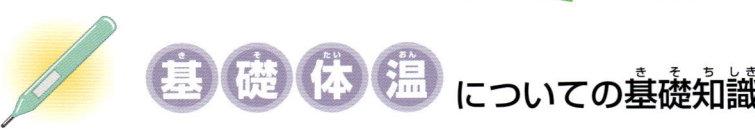

基礎体温についての基礎知識

朝、目をさましたときの体温を基礎体温といいます。 月経後、しばらく比較的低い体温が続いて（低温相）、その後体温が高くなります（高温相）。やがて2週間ほどすると再び体温が下がり月経が始まります。性成熟期の女性はこのパターンを繰り返しています。低温相の日数は一定していませんが、高温相は約2週間（12〜16日）と一定しています。体温が高くなるのは、排卵が終わると分泌される黄体ホルモンの作用によるものです。したがって、基礎体温が低温相と高温相の2相性の場合は排卵を伴っている周期、いわゆる排卵周期で、1相性の場合は無排卵周期であることがわかります。妊娠した場合は高温相がずっと続きます。

2相性のモデル

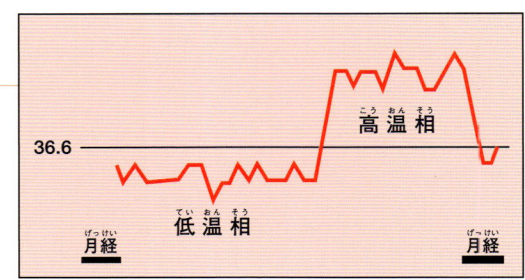

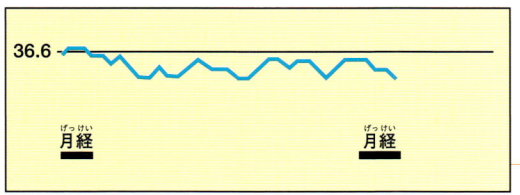

1相性のモデル

第3章 —— 思春期前期

基礎体温のとり方のポイント

　一般には、市販されている婦人体温計を用いて測定します。朝、目をさましたときに、トイレに行くとか着替えをする前の安静状態で、口腔内（舌下）で5分くらい測定し、その結果をグラフに記入します。原則として、朝、寝床の中で測定するので、体温計は寝る前に枕元に準備しておきます。計り忘れや生活が不規則で測定できないと訴える人もいますが、おおむね3時間程度の睡眠後であれば、時間に関係なく計測し、その旨を備考欄に記入するようにします。

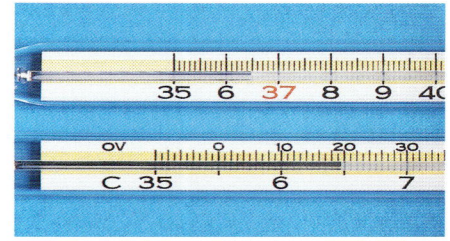

婦人体温計（写真下）
（婦人体温計は目盛りが細かく刻んである）

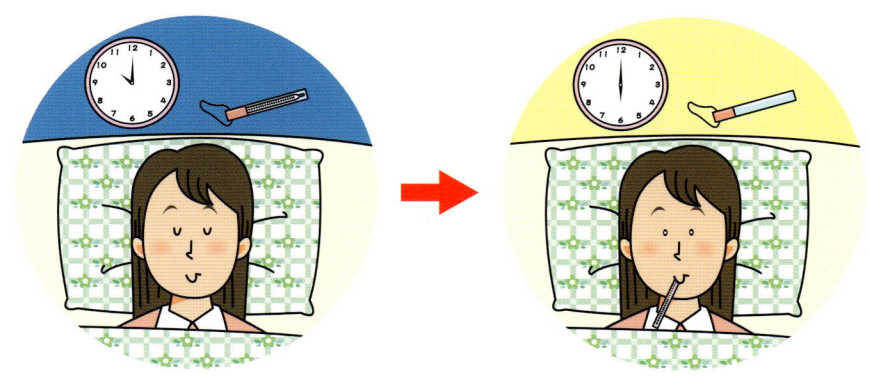

何歳くらいからとるのが妥当なのか？

　特に決まりはありません。後で示すような、月経異常に相当する場合は、基礎体温の状態が診断の参考になります。特にそうでない場合も、健康のバロメーターとなるので、できるならば記録をつけることを習慣にしておくとよいです。健康な日常生活、結婚への準備、妊娠、避妊、異常の早期発見などに役立つ大切な記録となります。

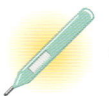

●グラフのつけ方●

さあ、始めましょう!!

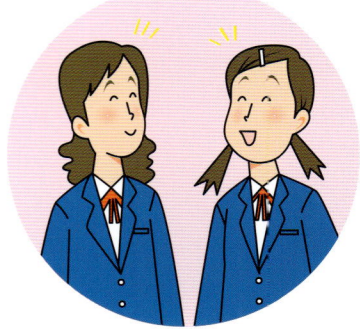

- 朝、目をさましたら、体温計を口に入れて、5分間そのままにして体温を測ります。その体温を右の図のように●でグラフにつけます。これをくりかえすと右のようなグラフになります。

- 月経が始まったら、その日のグラフの上欄に○をつけます。黒くつぶしたり、半分にするなど量の変化も工夫してみましょう。月経周期は月経の始まった日から次の月経の前日までを日数でかぞえます。
　　この例では10月6日から10月18日までが低温期、10月19日から11月1日までが高温期、10月18日が排卵です。月経周期は27日でした。

- 10月16日の日曜日は測りそこねたようですが、図のように線で結ばないでおいてください。また、日曜日でいつもより遅く測ったときは、備考に書いておきます。少し高めになる傾向が見られます。その他なんでも備考に書いておくと、グラフを読む時のよい参考になります。カゼなど病気の時の熱も早く発見できます。

- 低温期、高温期の体温に個人差があります。グラフのレインボーカラーで見当がつくと思います。

- 月経周期の長短に関係なく高温期になってから約2週間(12日〜16日)すると体温が急に下がり、月経になります。

- 2か月くらい少していねいにつけてみますと、あなたの体調について新しい発見がある筈です。特に、備考欄を活用してください。

- グラフをつけながら時々全部を読みかえしてみると、日常生活で役立つことがたくさんあることがよくわかるでしょう。

- 楽しみながら、3日坊主にならないように最初は少し努力してやってみてください。

　　　　　—— さあ、始めましょう!!

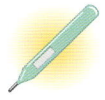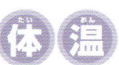

資料：日本家族計画協会　BBTメモリーより（内容、作図一部改変）

第3章 —— 思春期前期

【記入例】

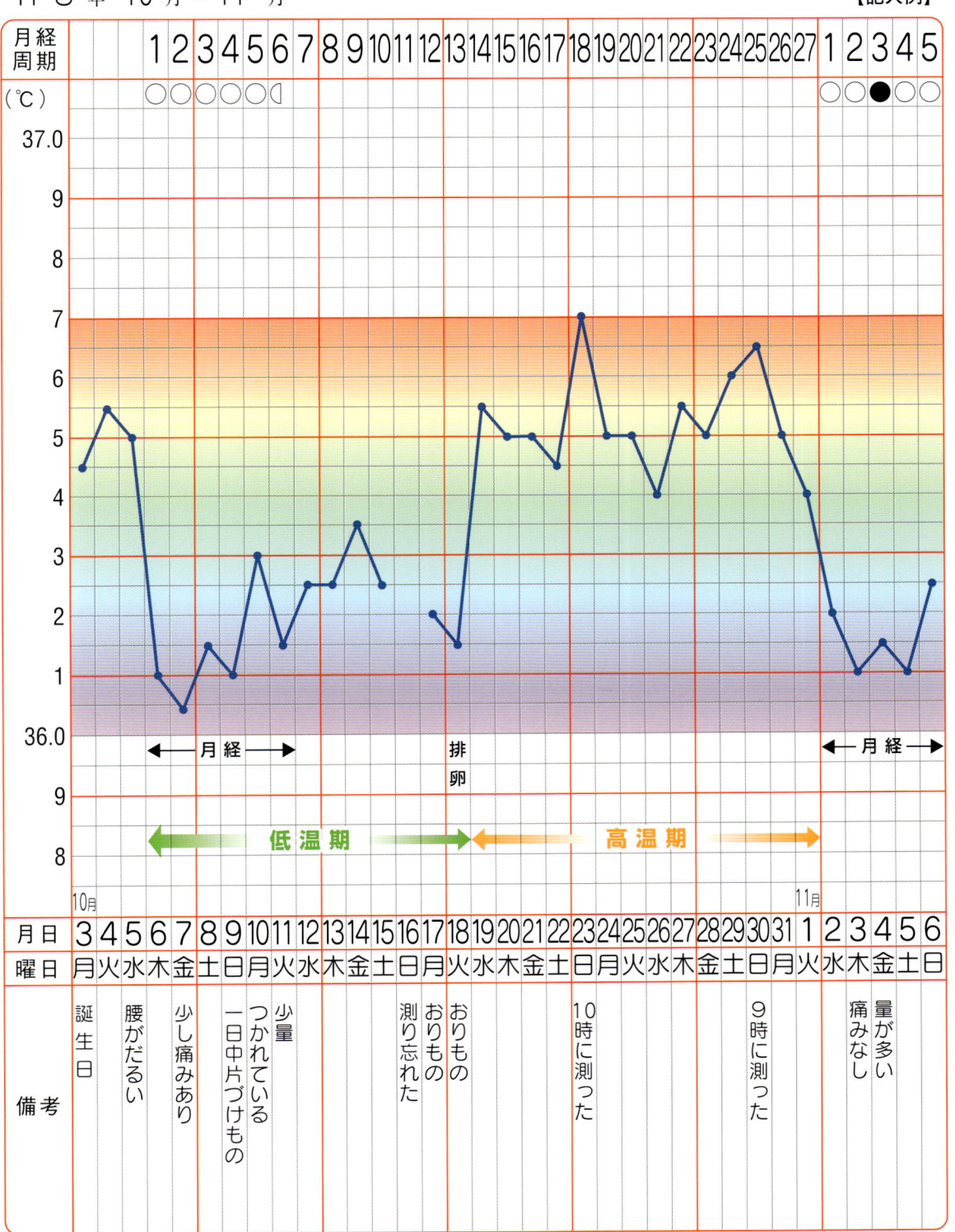

H 8 年 10 月〜11 月

資料：日本家族計画協会　BBTメモリーより（作図改変）

女の子の体の発育と成長

内性器の奇形による月経異常

【月経困難症について】

月経期間中に随伴しておこる病的症状を月経困難症といいます。下腹部痛、腰痛などが主で無排卵性月経にはみられないことが多いため、初経後2〜3年以内ではそれほど頻度が高いものではありません。若年者では、そのほとんどが特に原因となる器質的疾患を伴わない機能性月経困難症で、これについては後で詳しく述べたいと思います。

内性器の奇形によっておこった月経困難症の例

初経後2〜3年以内におこる月経困難症の中には、稀に子宮・腟の奇形が存在します。この代表的な病態に、重複子宮・重複腟・片側腟閉鎖があります（図参照）。

子宮が2つ存在し、片方の腟は外とつながっているので、通常の場合と同様に月経血が流出します。しかし、もう片方の腟は腟中隔により閉鎖しているため、片側の子宮・腟内に月経のたびに月経血が貯留し血腫（血のかたまり）を形成し、内圧が上昇するため月経時に激しい痛みを伴います。

初経後2〜3年以内で激しい月経痛が認められる場合は、早期の婦人科専門医受診が必要です。

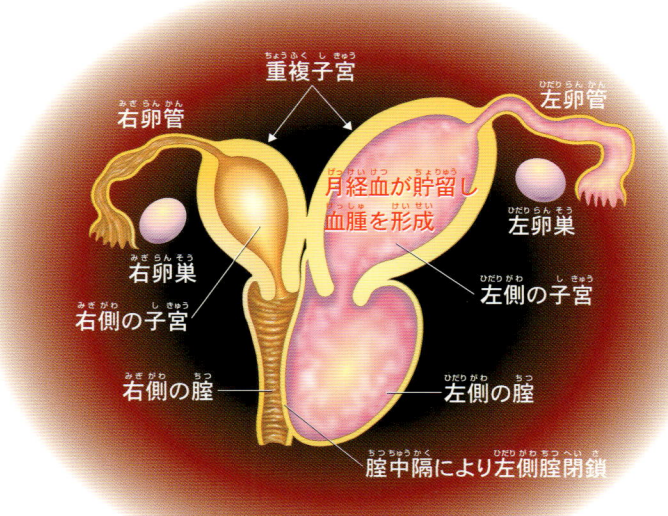

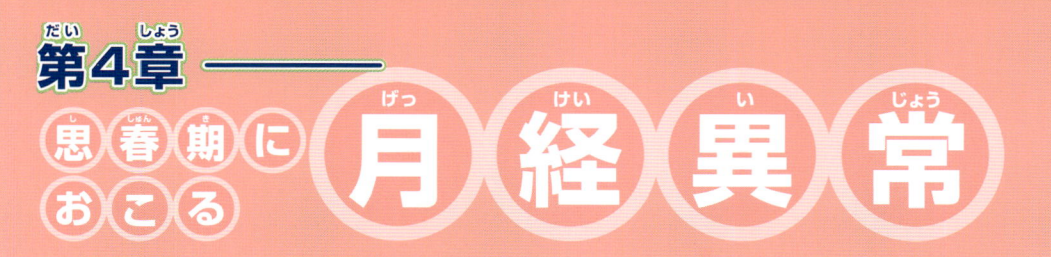

第4章 思春期におこる月経異常

思春期におこる主な月経異常とその定義

思春期外来受診患者さんの中で最も多く認められるのが「月経異常」です。

思春期におこる主な月経異常とその定義[1]

1. 初経の異常
- (1) 早発月経 ……… 10歳未満で初経発来したもの
- (2) 遅発月経 ……… 15歳以上で初経発来したもの
- (3) 原発性無月経 …… 18歳になっても初経が起こらないもの

2. 周期の異常（月経周期日数の正常範囲は25～38日、その変動が6日以内）
- (1) 頻発月経 ……… 月経周期が24日以内
- (2) 稀発月経 ……… 月経周期が39日以上
- (3) 不整周期 ……… 上記の正常周期にあてはまらない月経周期

3. 持続日数、量の異常（月経持続日数の正常範囲は3～7日）
- (1) 過短月経 ……… 月経持続日数が2日以内
- (2) 過長月経 ……… 月経持続日数が8日以上
- (3) 過多月経 ……… 経血量が異常に多いもの
- (4) 過少月経 ……… 経血量が異常に少ないもの

4. 続発性無月経 …… これまであった月経が3か月以上停止したもの

5. 月経時の随伴症状
- (1) 月経困難症 …… 月経期間中に随伴して起こる病的症状
- (2) 月経前緊張症 …… 月経開始の3～10日前から始まる精神的、身体的症状で、月経開始とともに減退ないし消失するもの

6. 機能性子宮出血 …… 子宮内膜からの出血のうち、月経と器質的病変によるものを除外したもの

女の子の体の発育と成長

遅発月経・原発性無月経

15歳以上で初経が発来したものを遅発月経といい、18歳以上になっても初経がおこらないものを原発性無月経と定義されています。そのため、18歳になるまでは両者の鑑別は困難であるということになります。

しかし、実際は15歳以降に自然に初経が発来することは稀なので、15歳になっても初経が発来しない場合には、検査を開始すべきであり、婦人科専門医への相談が必要と思われます。

Q 遅発月経の原因は？

① **家族性** ── 家族性のものは成熟してからの性機能には特に問題はありません。
② **低栄養** ── 低栄養、過度のスポーツなどにより皮下脂肪の蓄積が著しく少ないと性ホルモン産生に異常を来し、二次性徴が遅れます。
③ **慢性疾患** ── 心臓、腎臓、血液疾患、甲状腺機能低下などによって性機能の発達が遅れることがあります。
④ **精神心理的**

Q 原発性無月経の原因は？

原発性無月経の原因には、大きく分けると次のようなものがあります。

- ★ 視床下部―下垂体系異常の中枢性無月経
- ★ 卵巣性無月経
- ★ 子宮―腟の性管分化異常
- ★ 染色体異常
- ★ 副腎性器症候群

　　　　　　　　　　　など

第4章 ── 思春期におこる月経異常

わが国における原発性無月経172例の報告によると[2]

- ★ 染色体異常　　　40%
- ★ 中枢異常　　　　20%
- ★ 性管分化異常　　17%
- ★ その他　　　　　17%

　2000年1月から2009年12月までの、自治医科大学産婦人科思春期外来総受診患者1039名中、遅発月経あるいは原発性無月経と診断されたのは58名で、それらの患者さんの初診時の年齢分布を下図に示しました。やはり15歳以降での月経未発来ということで受診数が急増しています。14歳以下で初診しているのは、低身長やソケイ部腫瘤といった他の症状を伴っていた場合です。また、その58名の原因は下図の通りでした。

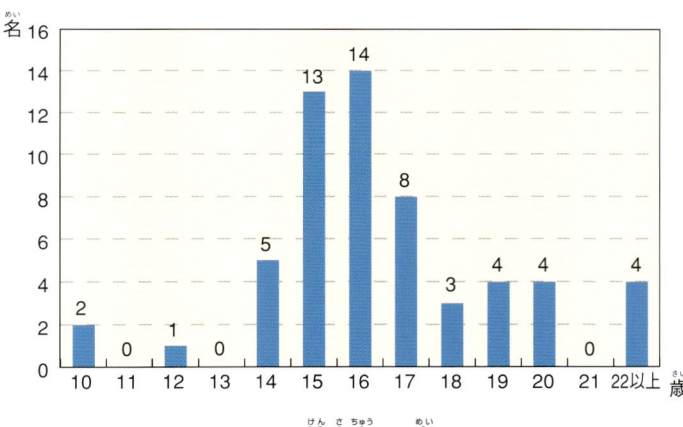

遅発月経および原発性無月経58名の初診時年齢分布

（2000年1月〜2009年12月、
　自治医科大学産婦人科思春期外来）

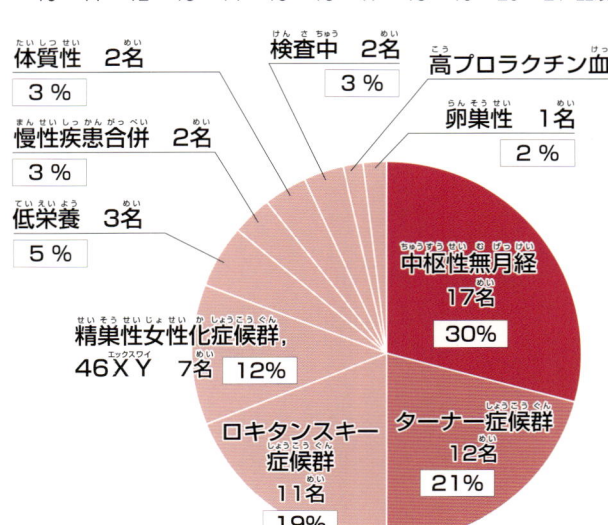

遅発月経および原発性無月経58名の原因

（2000年1月〜2009年12月、
　自治医科大学産婦人科思春期外来）

女の子の体の発育と成長　33

処女膜閉鎖症

　その他に、特殊な病態としてみせかけの無月経（潜伏月経）があります。**処女膜閉鎖症、腟閉鎖、腟中隔症、子宮頸管閉鎖症**などに認められます。月経はすでにおこっているものの流れ出ることができないのです。そのため、まだ月経が発来していないと思い、無月経を訴えて来院するものです。

　この場合、卵巣の機能は正常に発達し、ホルモンは十分に分泌されていますので、二次性徴は正常に発現しています。

Q どのような状態になるのか

処女膜閉鎖症の場合は・・・

　処女膜閉鎖症の場合は、腟の中に月経血が貯留して腟血腫を作ります。外陰部をみると膨隆緊張を認めます。膜を穿刺すれば中に貯留している血液が流出して直ちに治癒するのですが、長く放置しておくと障害を残すことも考えられるので、できるだけ早く診断し、治療することが大切です。

腟閉鎖、腟中隔症、子宮頸管閉鎖症の場合も・・・

　腟閉鎖、腟中隔症、子宮頸管閉鎖症の場合も直腸診や超音波検査によって子宮、腟血腫の存在を認めることができます。無月経であるものの、周期的な月経痛様の疼痛を認める場合は、これらの病態が強く疑われます。

第4章 ── 思春期におこる月経異常

染色体異常

① ターナー症候群

染色体が45ＸＯ（その他種々のモザイクあり）で、多くは卵巣機能が欠如し、原発性無月経のほか、低身長、翼状頸、外反肘などの身体症状を伴います。

翼状頸

肘が外を向いている

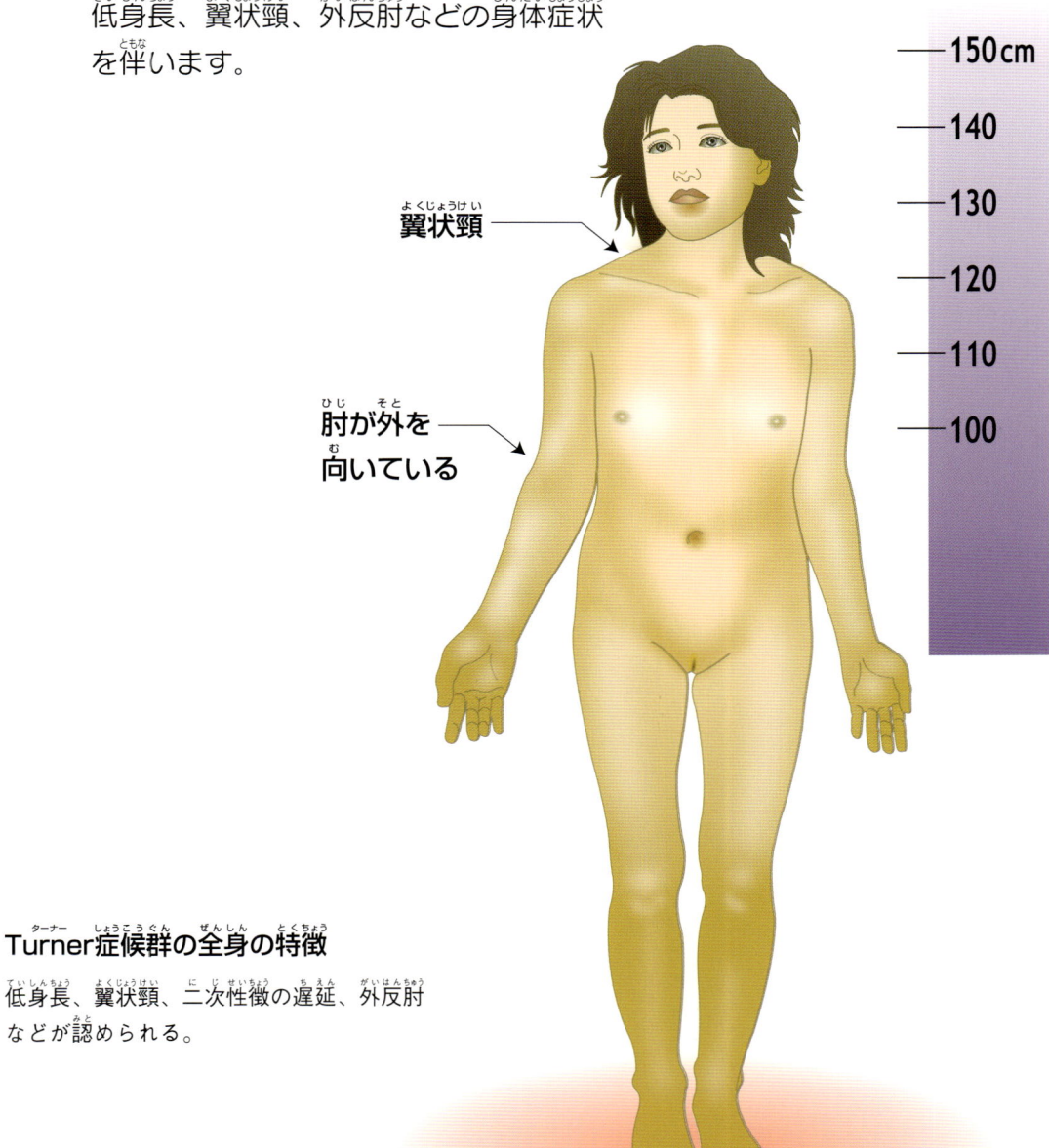

Turner症候群の全身の特徴
低身長、翼状頸、二次性徴の遅延、外反肘などが認められる。

女の子の体の発育と成長

② 精巣性女性化症候群

染色体は４６ＸＹで、性腺も精巣（腹腔内あるいはソケイ部に存在）が発達しており、本来男性なのですが、容貌や乳房の発育、二次性徴の発達はまったく正常な女性型で外陰部も女性型をしています。

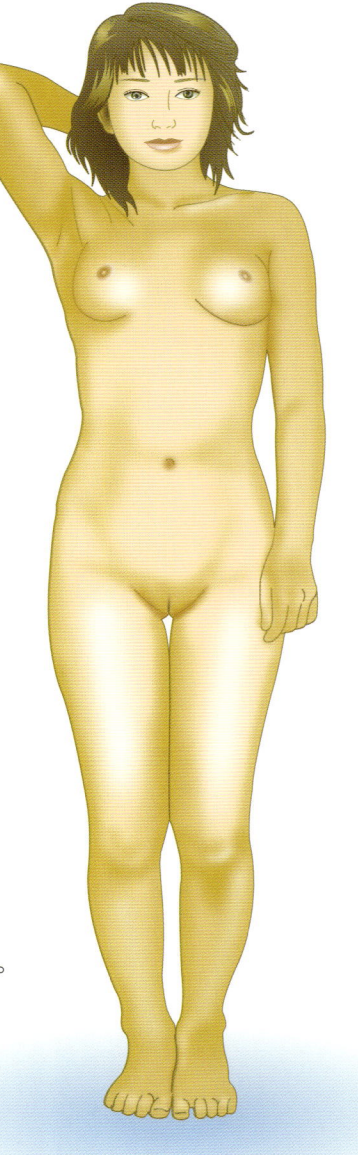

精巣性女性化症候群の全身の特徴
乳房の発育は良好であるが、腋毛と陰毛を認めない。

ロキタンスキー・キュストネル・ハウゼル症候群

ロキタンスキー・キュストネル・ハウゼル症候群とは、性管分化異常のひとつで卵巣は正常で二次性徴の発達はまったく正常ですが、完全腟欠損と非常に小さく機能性内膜が欠損する子宮のみ、いわゆる痕跡的子宮を有する状態をいいます。

36　女の子の体の発育と成長

遅発月経・原発性無月経の治療①

■ 染色体異常の場合など

染色体異常の多くの場合や、処女膜・腟・頸管閉鎖を除く性管分化異常、卵巣形成異常のほとんどの症例では、残念ながら妊孕性（妊娠し子を持つこと）は欠如します。

■ 視床下部―下垂体系異常、器質的疾患が認められない場合

視床下部―下垂体系異常の中枢性無月経や明らかな原因・器質的疾患が認められない場合は、個々の症例により、経過を観察するか、カウフマン療法を行い経過をみます。

器質的疾患は認められないものの、遅発月経となるような原因があれば、それに対応した基礎疾患の治療や、栄養状態の改善、精神的ストレスの除去に努めます。

■ 性管分化異常

性管分化異常では適切な時期に手術を行います。ロキタンスキー・キュストネル・ハウゼル症候群では、性交が可能となりますが、妊孕性は得られません。

遅発月経・原発性無月経の治療②

■ 卵巣形成異常

　卵巣形成異常の多くは染色体異常によります。その代表的疾患であるターナー症候群では特殊な例を除いて妊孕性は欠如するものの、初経は発来することもあり、カウフマン療法などのホルモン補充により定期的な子宮出血や乳房の発育を促すことができます。

■ 精巣性女性化症候群

　精巣性女性化症候群では、精巣除去手術後（腹腔内に存在する精巣は、悪性腫瘍を高頻度に発生するので）に、卵胞ホルモン補充療法を行います。

■ 染色体異常のない卵巣形成異常

　染色体異常のない卵巣形成異常の場合もホルモン療法を行います。これらの疾患を対象とした治療の目的は、二次性徴の促進、人工的に月経周期をつくることによって女性としての精神的安定感を得ること、骨粗しょう症予防などです。

第4章 ── 思春期におこる 月経異常

月経周期の異常について

Q 月経周期の起算方法と正常範囲は？

月経周期とは、月経開始日より起算して、次の月経開始前日までの日数をいいます。

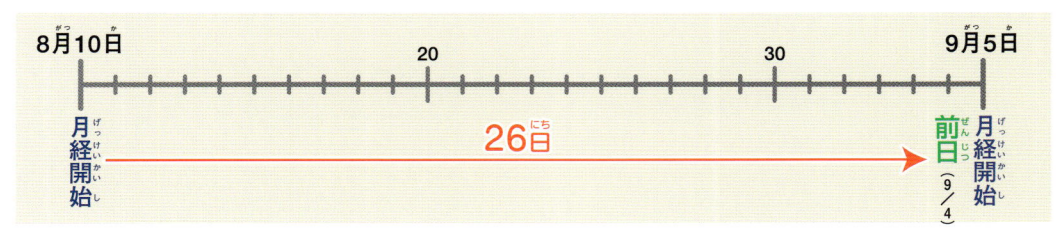

例 8月10日 月経開始初日 → 9月5日 月経開始初日 ＝ 月経周期26日

8月10日 月経開始 ── 26日 ── 前日（9/4） 9月5日 月経開始

月経周期の正常範囲は周期日数が25〜38日、その変動が6日以内と定義されています。

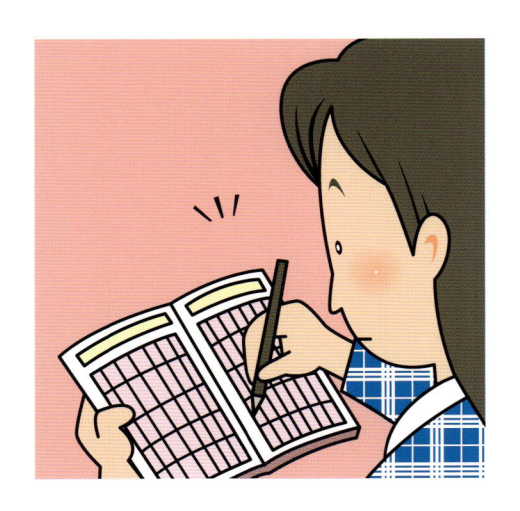

女の子の体の発育と成長

Q 頻発月経とはどういうもの？

月経周期が短縮し、24日以内で発来した月経をさします。思春期においては無排卵性周期が多く、その場合に月経持続期間が長いことがあります。初経後排卵周期が確立するのには数か月から数年を要するため、必ずしも病的状態とはいえません。しかし、月経持続期間が長く、本人が不快に感じる場合は治療の対象となります。

Q 稀発月経はどういうもの？

月経周期が39日以上のものをいいます。卵胞期が長いか無排卵周期がほとんどです。

Q 不整周期月経とはどういうもの？

前述の正常周期にあてはまらないものをいいます。思春期においては稀発月経、不整周期月経ともに頻発月経と同じ理由で必ずしも病的状態とはいえません。
初経後2、3年では、経過を観察しているうちに正常周期となることが多いです。基礎体温により排卵周期かどうかの鑑別が可能です。初経後数年以上経過し、かつ無排卵周期の場合は続発性無月経と同様の精密検査・治療を要することもあります。

第4章 ── 思春期におこる月経異常

月経持続日数・量の異常

月経持続日数の正常範囲は3〜7日と定義されていますが、周期の異常と同様に、思春期では排卵周期が確立していない時期なので、これらは必ずしも病的状態とはいえません。

過短月経	月経持続日数が2日以内のもの。過少月経を伴い、無排卵周期の場合が多い。
過長月経	月経持続日数が8日以上のもの。少量の出血が長く続く場合と過多月経を伴い貧血をきたす場合がある。治療を要する場合が多い。
過少月経	月経血が少ないもの。
過多月経	月経血が異常に多いもの。

女の子の体の発育と成長

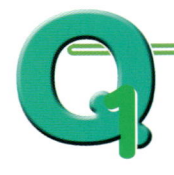

Q1 月経血の量が多いとか少ないとか、よく言われます。個人差があると思いますが平均的には月経期間中どのくらいの出血量があるのでしょうか？

A

経血量（月経時の出血量）

日本人を対象に重量測定によって調査した報告を表にまとめました。これによりますと、日本人の経血量の平均値は、おおむね50～80ｇで、ほぼ80％の人が「20～140ｇ」の範囲です。しかし、この経血量は、血液以外の分泌物や他の成分も含んでいます。経血量中の血液の割合はおよそ50～60％くらいですが、かなり大きな個人差があります。

経血量（重量測定による）[3]

報告者	報告年	対象	年齢(歳)	例数	平均値(g)	中央80％値
野上	1966	看護学生	19～23	50	61.4	22.3～113.3
野上	1996	高校生	15～18	240	53.3	27.5～86.1
坂口 他	1989	女子学生	21.6±1.0	55	中央値：92.2	(38.3～203.6)
茅島 他	1989	女子学生	20～21	47	82.5±60.6	37.5～144.5
茅島 他	1993	女子学生	20～22	75	60.0±41.0	20.0～112

※坂口 他は、平均値ではなく中央値で、括弧内の数字は全例の最小値、最大値を示す。

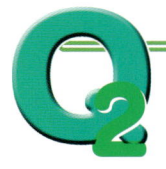

Q2 多量とは？ 少量とは？

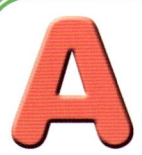

A

先のデータによると、140ｇ以上が多量、20ｇ以下が少量ということになりますが、月経時の経血量を知ることはしばしば困難です。一般的に日常臨床では、問診で多量、中等度、少量にわけていますが、それに対する客観的な基準はなく、本人の主観によるもので捉えるしかありません。

第4章 —— 思春期におこる月経異常

> 血液は、血管の中で液体として流れていますが、血管の外に出る（いわゆる出血）と固まる性質を持っています。これにより出血が止まるわけです。しかし、月経血は特別で、固まりにくい性質を持っています。

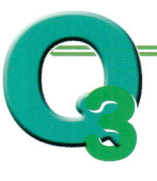

Q3 月経血が凝血しないのはどうして？

A 月経血は特別で、固まりにくい性質を持っています。これは、月経血が子宮内に留まることなくスムーズに排出されるための重要な性質です。

月経血中には、血液がいったん固まってもそれをすぐに溶かしてしまうプラスミンという物質が存在します。子宮内膜では、月経の直前から、血液を溶かす力を持たないプラスミノーゲンというものを、溶かす力を持つプラスミンに換える、プラスミノーゲンアクチベータという物質が増えてきます。したがって、プラスミノーゲンがプラスミンになり、月経血がいったん固まってもさらさらに溶かしてしまいます。

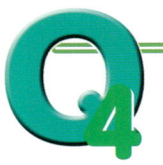

Q4 凝血するのはどうして？

A プラスミンの作用にも限界があります。出血の量が多いときには、プラスミンの作用が追いつかなくなり、固まったまま排出されることもあるわけです。

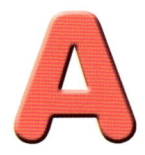

女の子の体の発育と成長

続発性無月経について

——— 体重減少との関係 ———

これまであった月経が3か月以上停止したものを続発性無月経といいます。思春期外来受診者の中で、最も高頻度に認められる疾患です。

日本産科婦人科学会生殖・内分泌委員会の続発性無月経の調査[4]（対象280例）では、その病因は「①減食によるもの43.6%、②環境などのストレス10.7%、③過度のスポーツ7.0%、④過食6.3%、⑤その他（不明を含む）32.4%」と報告されています。

2000年1月から2009年12月までの自治医科大学産婦人科思春期外来受診者1039名のうち、続発性無月経と診断された294名中（下図）では、明らかな体重減少が認められた症例がその約半数の142名と同様の傾向を示し、さらに摂食障害と診断し得た症例が75名でした。

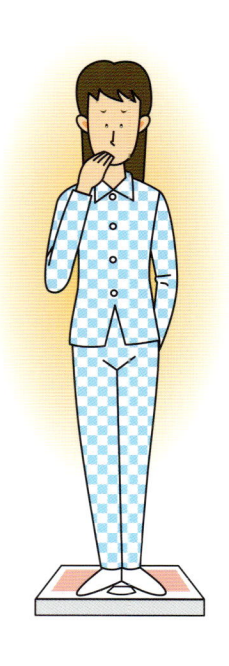

続発性無月経の原因

（2000年1月～2009年12月、自治医科大学産婦人科思春期外来患者総数1039名のうち、続発性無月経と診断された294名を対象）

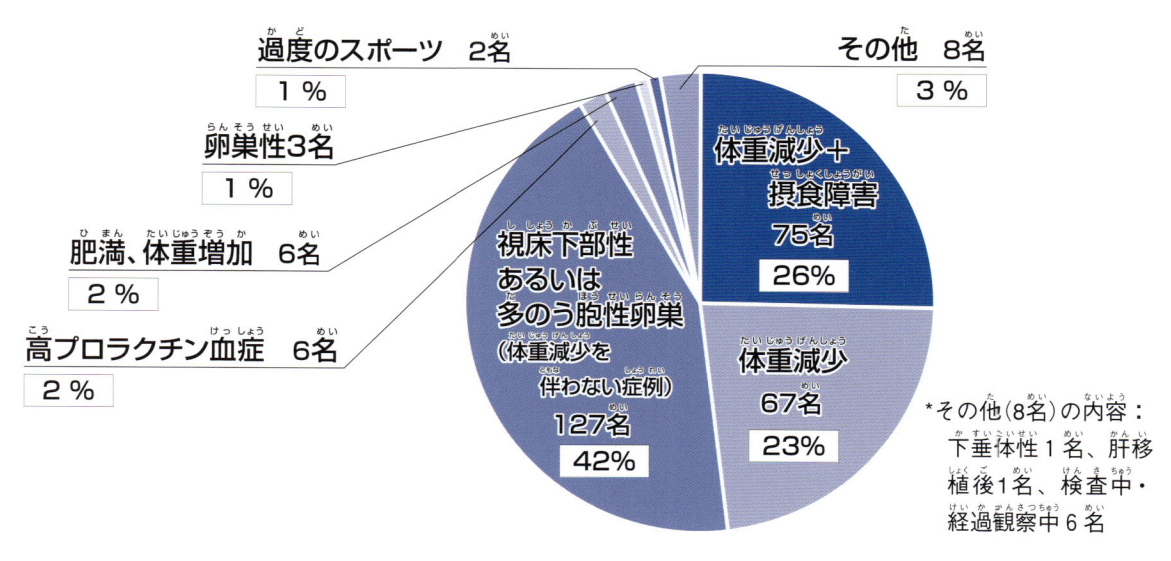

- 過度のスポーツ 2名 1%
- 卵巣性 3名 1%
- 肥満、体重増加 6名 2%
- 高プロラクチン血症 6名 2%
- 視床下部性あるいは多のう胞性卵巣（体重減少を伴わない症例） 127名 42%
- 体重減少 67名 23%
- 体重減少＋摂食障害 75名 26%
- その他 8名 3%

＊その他（8名）の内容：下垂体性1名、肝移植後1名、検査中・経過観察中6名

第4章 —— 思春期におこる月経異常

7か月以上の無月経期間を有する場合は精密検査を

初経があっても、視床下部—下垂体—卵巣系の機能が成熟するまで時間を要する場合、初経後数年は月経不順が続きます。**したがって無月経であっても、性機能の成熟を待ってよい場合と機能障害として治療を要する場合の鑑別が必要となります。**

「無月経期間が7か月未満の例では第1度無月経が圧倒的に多く、8か月以上では逆に第2度無月経が多くなる」との報告があります[5]。したがって7か月以上の無月経期間を有する場合は精密検査、治療を要すると思われます。

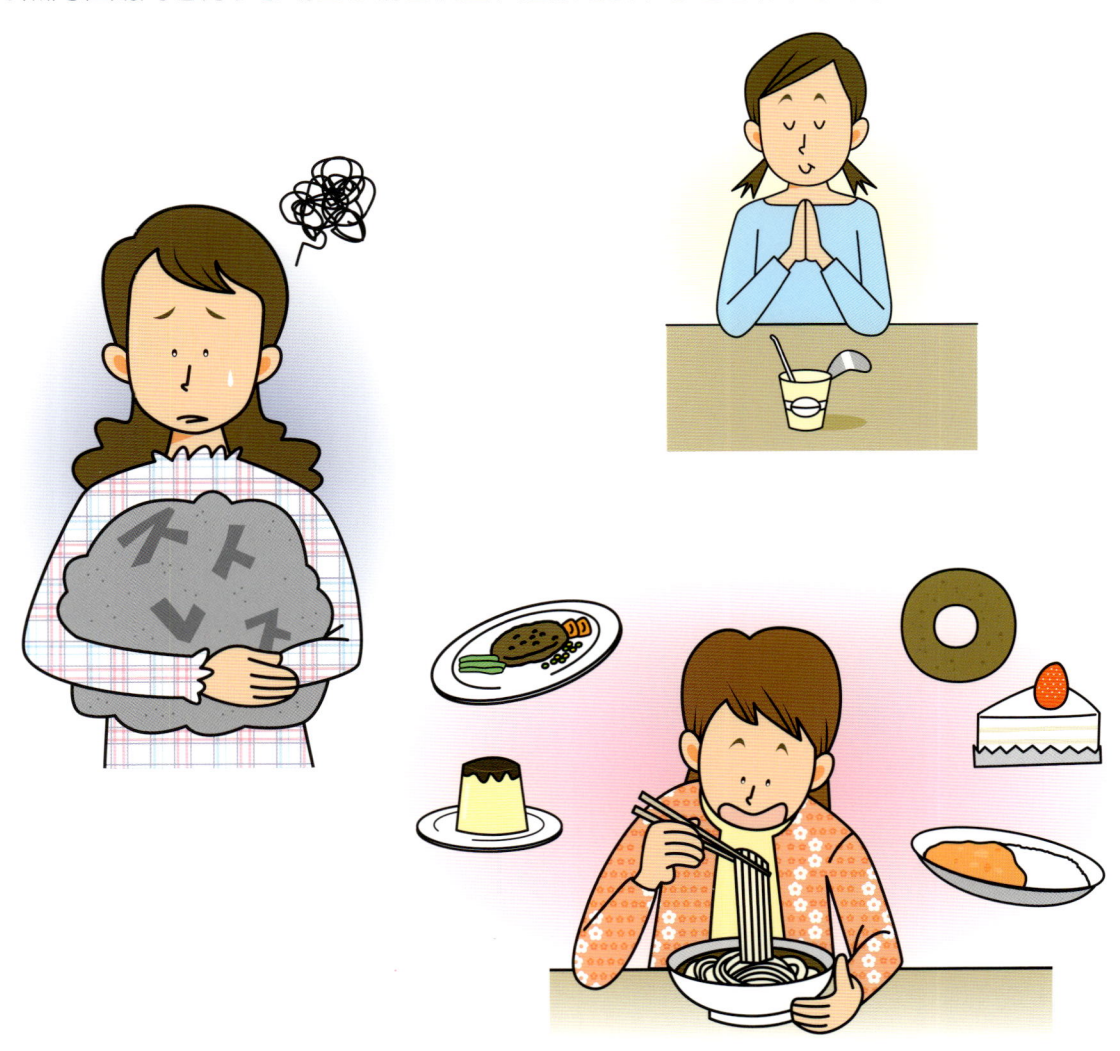

治療の最終目的は排卵周期の確立

　治療の最終目的は排卵周期の確立、妊孕性の獲得ですが、思春期の続発性無月経の場合、不妊症の治療と異なり、排卵誘発は必ずしも必要ではない場合が多いのです。

　原因が明らかな場合はその原因を除去することが何より大切です。体重減少が明らかな症例では、体重を戻すことが必要となりますが、戻しても直ちに排卵障害が改善されない場合も多く、その時はカウフマン療法などが必要となります。

　著しい体重減少例や摂食障害の症例では、精神科、内科、小児科専門医へ治療を依頼し、綿密に連絡をとりながら精密検査を進め、体重回復を待ってから無月経の治療を開始します。

☞ ワンポイント知識

第1度無月経とは‥
　卵巣よりエストロゲン（卵胞ホルモン）がある程度産生され子宮内膜に作用しており、プロゲステロン（黄体ホルモン）投与のみで消退出血がおこるもの。

そうでないものを**第2度無月経**といい、より重症の無月経であるといえる。

第4章 ── 思春期におこる月経異常

体重減少性無月経

急激な体重減少により、今まで順調だった月経が無月経になった場合を体重減少性無月経といいます。

【 体重減少の背景 】

① 若い世代には、やせていることに価値があるというような風潮があり、無計画なダイエットをする。

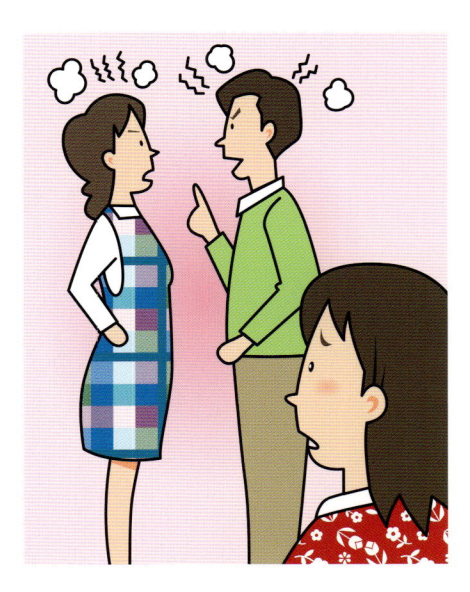

② 家庭環境や社会により生じたストレス。

③ 摂食障害によるもの。摂食障害は神経性食欲不振症と神経性過食症を包含する概念で、神経性食欲不振症では極度の肥満恐怖と強いやせ願望が認められる。

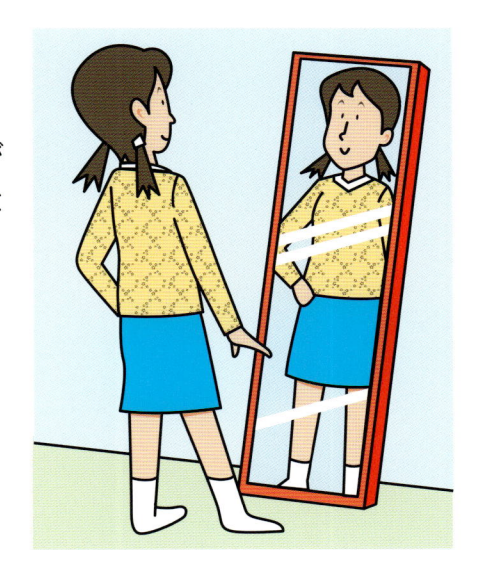

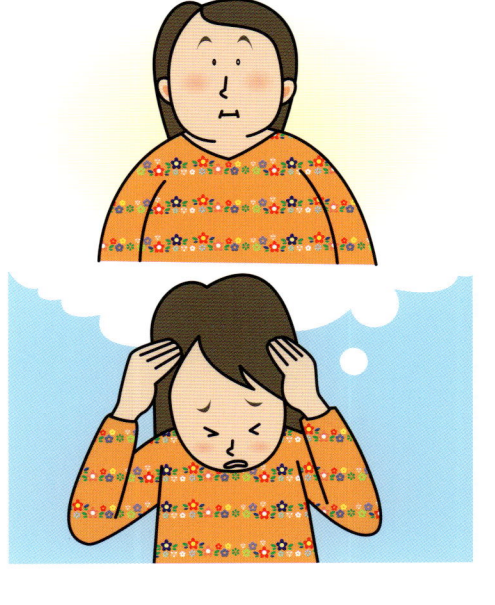

女の子の体の発育と成長

❓ やせて栄養状態が悪くなると、どうして無月経になるのか？

　生命の維持に直接関係のある生体活動が優先的に行われ、生殖のように直接生命に関係のないものは後回しになります。その結果、無月経になります。これは生物として当然の働きです。脳の視床下部がそれを判断し、視床下部―下垂体―卵巣と連絡するホルモン経路に働きかけ、「このような状態のときに妊娠することは生命の危機に相当し、妊娠を避けることで自分の身を守る」という重要な機構であるとも受けとることができます。

　月経の回復には体重の回復が必須条件です。少なくても無月経になった時の体重、あるいは初経時の体重が必要です。しかし、体重がそこまで回復しても月経が回復しない症例も数多く存在します。そのような例ではホルモン療法が必要となる場合があります。

👉 摂食障害による無月経ケーススタディ①

【症例1】 D・Mさんの場合

　D・Mさん。身長157cm、初経12歳、中学3年生の時体重は45kg。1997年5月（中3）よりダイエット開始。9月には体重36kgまで減少し無月経となる。体重を元に戻すことに非常に強い抵抗感があったものの、精神安定剤内服、栄養補助剤投与およびカウンセリングにて1999年4月には体重41kgまでに回復し、同年10月には排卵周期確立、その後月経は順調になった。

摂食障害による無月経ケーススタディ②

【症例2】T・Kさんの場合

　T・Kさん。身長158cm、初経12歳、高校入学時体重45kgであった。1998年高校2年の春よりダイエット開始。6月には39kg、8月中旬を最後に無月経、9月には36kg、10月には33kg（標準体重27%減）となり当科を初診した。極端な食事制限と自己誘発性嘔吐あり。神経性食欲不振症と診断、精神安定剤内服およびカウンセリングにて経過をみていたが改善せず。1999年6月、嘔吐による電解質異常があり11日間入院、輸液により電解質異常は改善したが退院時体重は31.2kg。その後、外来通院のうえ、定期的に血液検査をしながら経口薬にて電解質補正をしていた。高校は退学しアルバイトを始めたが力が入らないために仕事ができず、すぐに辞める。体重は26.5kg（41%減）となり日常生活にも支障が出てきたため、本人納得のうえ2000年5～6月にかけて入院治療。嘔吐がなくなりある程度食べられる習慣ができたところで退院。2010年2月現在、体重33～35kgの範囲にある。全身状態は良好だが月経は回復していない。

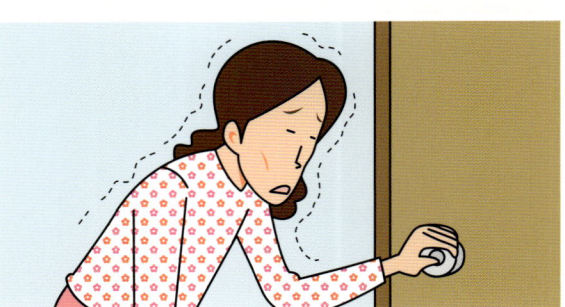

月経困難症

月経困難症とは月経期間中に随伴して起こる病的症状を言います。臨床上その頻度は高く、重症な場合、とくに思春期女子にとっては勉学上、その他において重大な問題となってきます。

[資料] 1987年筆者らの調査データ[6]
(宮城県内のA県立女子高1・2年生全員722名にアンケート調査。回答者677名)

(図1) 月経痛の有無

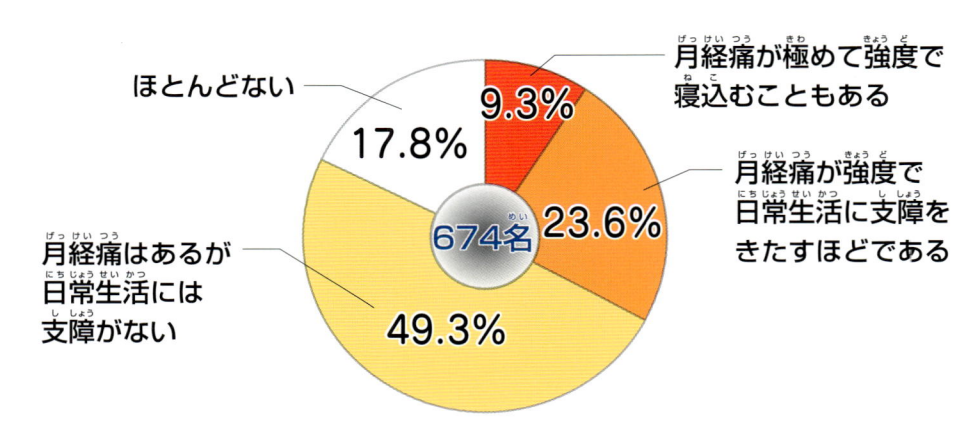

- 月経痛が極めて強度で寝込むこともある 9.3%
- 月経痛が強度で日常生活に支障をきたすほどである 23.6%
- 月経痛はあるが日常生活には支障がない 49.3%
- ほとんどない 17.8%
- 674名

(図2) 月経による学校および体育の授業の欠席率

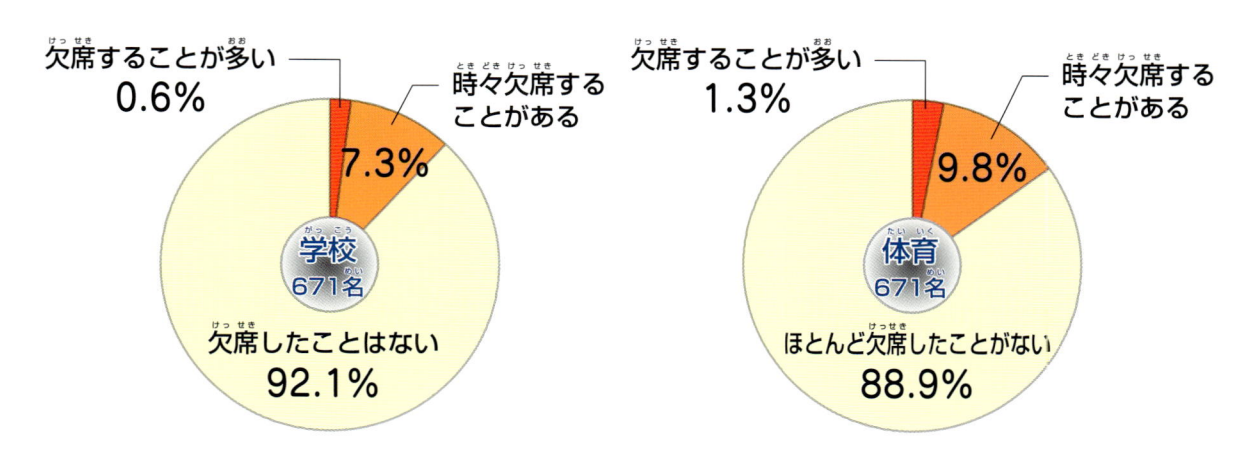

学校 671名
- 欠席することが多い 0.6%
- 時々欠席することがある 7.3%
- 欠席したことはない 92.1%

体育 671名
- 欠席することが多い 1.3%
- 時々欠席することがある 9.8%
- ほとんど欠席したことがない 88.9%

※ 母数が回答者677と一致しないのは、無効回答者がいるためです。

第4章 — 思春期におこる月経異常

(図3) 月経痛による鎮痛剤服用率および保健室来訪、病・医院受診率

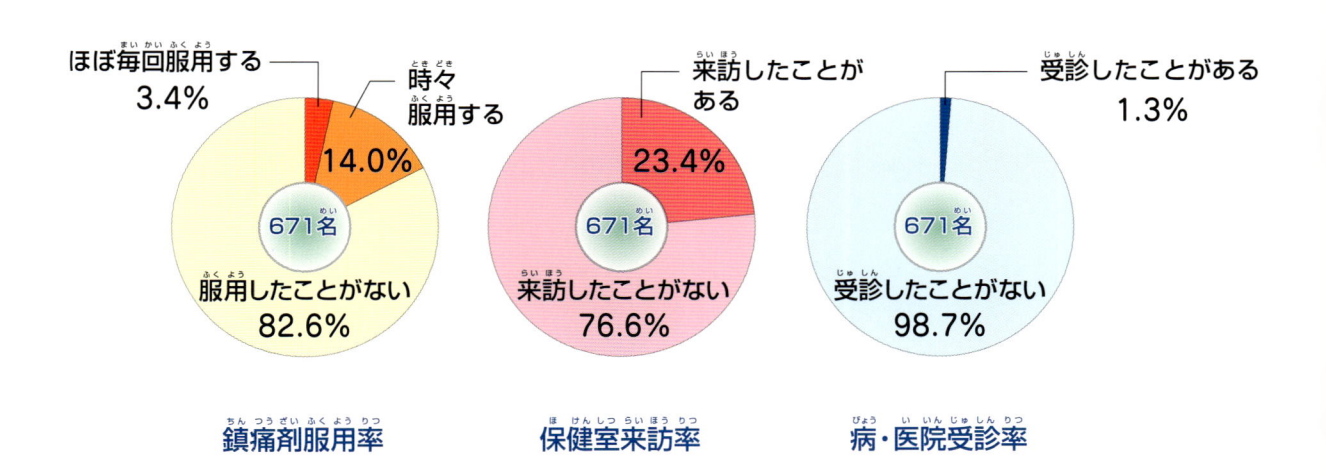

鎮痛剤服用率（671名）
- ほぼ毎回服用する 3.4%
- 時々服用する 14.0%
- 服用したことがない 82.6%

保健室来訪率（671名）
- 来訪したことがある 23.4%
- 来訪したことがない 76.6%

病・医院受診率（671名）
- 受診したことがある 1.3%
- 受診したことがない 98.7%

(図4) 月経困難症の主症状および各随伴症状の頻度

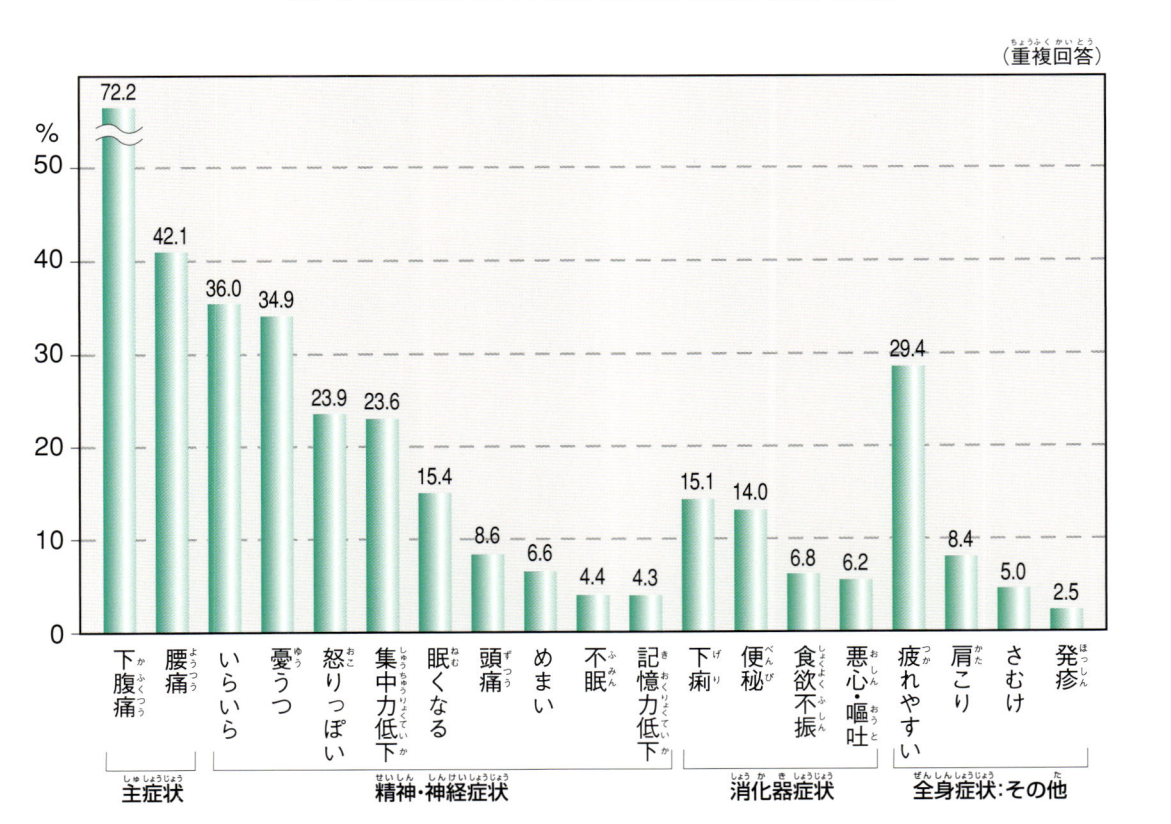

（重複回答）

症状区分	症状	%
主症状	下腹痛	72.2
主症状	腰痛	42.1
精神・神経症状	いらいら	36.0
精神・神経症状	憂うつ	34.9
精神・神経症状	怒りっぽい	23.9
精神・神経症状	集中力低下	23.6
精神・神経症状	眠くなる	15.4
精神・神経症状	頭痛	8.6
精神・神経症状	めまい	6.6
精神・神経症状	不眠	4.4
精神・神経症状	記憶力低下	4.3
消化器症状	下痢	15.1
消化器症状	便秘	14.0
消化器症状	食欲不振	6.8
消化器症状	悪心・嘔吐	6.2
全身症状:その他	疲れやすい	29.4
全身症状:その他	肩こり	8.4
全身症状:その他	さむけ	5.0
全身症状:その他	発疹	2.5

女の子の体の発育と成長

Q 月経困難症はどうして起こるのか？

機能性月経困難症・・・

　若年者では、そのほとんどが特に原因となる器質的疾患（子宮筋腫、子宮内膜症など）を伴わない機能性月経困難症です。月経の初日、2日目に最も症状が強いのがその特徴です。しかし、まれに子宮・腟の奇形があるので注意を要します（前述：第3章思春期前期）。

　機能性月経困難症の原因は頸管狭小やプロスタグランジン過剰による子宮の過収縮であると言われています。プロスタグランジンは、子宮収縮刺激、子宮血流量の減少と虚血を生じさせ、さらに血中に入り悪心、嘔吐、下痢、頭痛、全身倦怠感などを引き起こします[7]。

　1999年10月から2001年3月まで当科思春期外来を受診した患者総数300名中、月経困難症と診断された71名について、初経年齢、月経困難症発症年齢および当科初診時の年齢を図に示しました。初経年齢の平均は11.5歳、発症年齢は13.8歳と、初経時は症状はない場合が多く、初経から月経困難症発症まで約2年の時間差が認められました。このことは、月経困難症は無排卵性月経には伴わないことが多く、排卵性周期の確立とともに症状が出現してくるということに関連しているものと思われます。また、当科初診年齢の平均は15.6歳と発症年齢よりもさらに2年遅く、平均約2年間はじっと我慢していたということになります。

初経年齢、月経困難症発症年齢、および初診時年齢
（自治医科大学産婦人科思春期外来、1999年10月〜2001年3月、月経困難症患者総数71例）

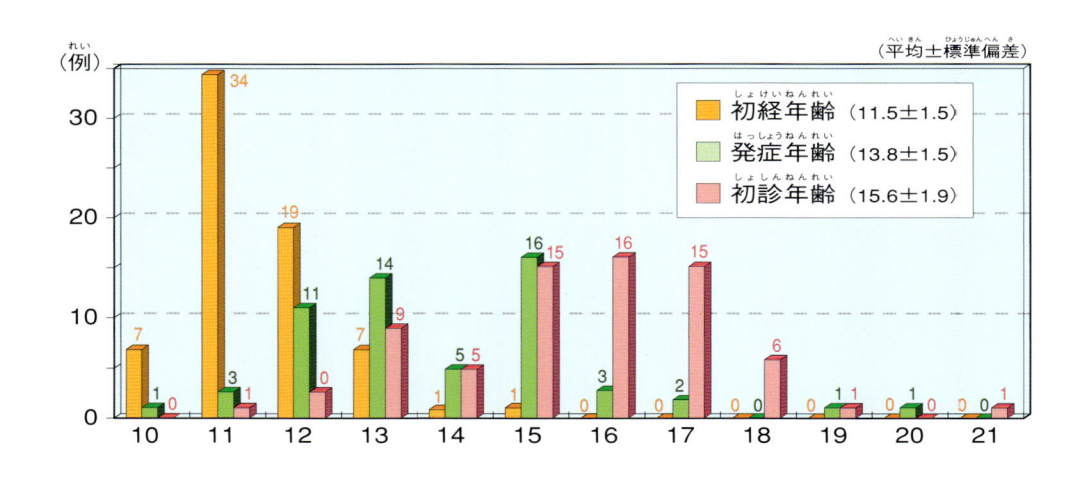

（平均±標準偏差）
- 初経年齢（11.5±1.5）
- 発症年齢（13.8±1.5）
- 初診年齢（15.6±1.9）

年齢	10	11	12	13	14	15	16	17	18	19	20	21
初経年齢	7	34	19	7	1	1	0	0	0	0	1	0
発症年齢	1	3	11	14	5	16	3	2	0	0	0	0
初診年齢	0	1	3	9	5	15	16	15	6	1	0	1

月経痛は個人差がある・・・

　機能性月経困難症の治療の第一選択は、鎮痛剤の内服です。内服薬のみで有効でない場合は鎮痛剤の坐薬を単独投与あるいは併用したりします。それでも有効でない時は、エストロゲン・プロゲステロン合剤（ピル）にて排卵を抑制したりすることもあります。実際は、鎮痛剤の内服のみ、あるいは坐薬の併用で、ほとんどの症例に有効です。

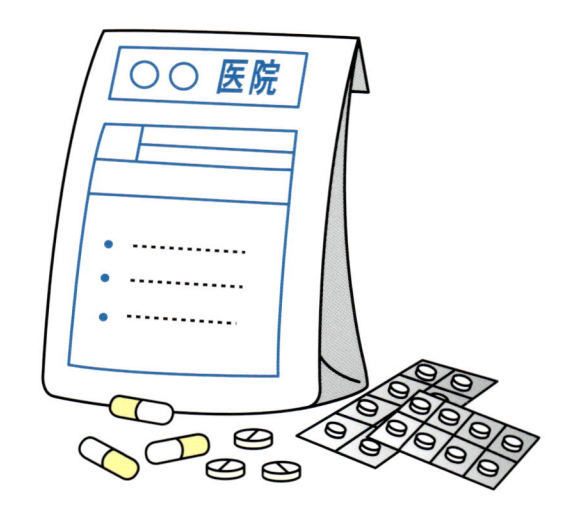

　思春期では性腺機能が未熟であること、月経痛は個人差があるものの誰にでもあること、多くの場合将来の妊娠・出産に悪影響を及ぼさないこと、年齢の増加とともに次第に緩和されていくこともあること、などを十分に説明することでかなり安心させることができます。
　月経痛ぐらいでと医療機関を訪れるケースは少ないようですが、早めに受診すれば苦痛が解決します。

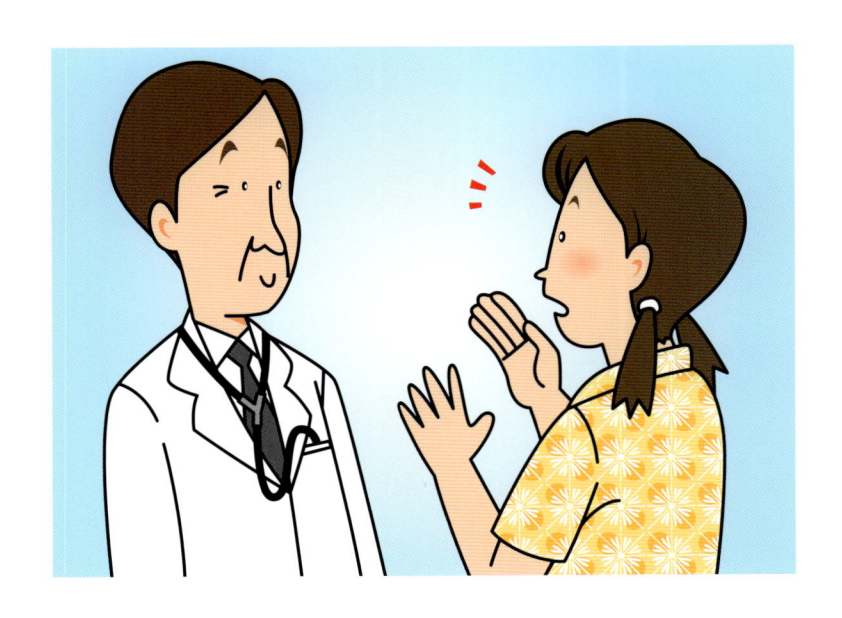

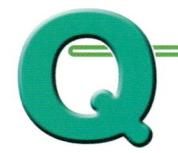

Q 月経時の苦痛がひどい時（月経困難症）の日常生活はどうすればよいでしょう？

A 睡眠は－

睡眠障害を起こす程度の苦痛を伴う場合は、治療の適応となるでしょう。鎮痛剤の内服あるいは坐薬挿入により苦痛が和らぐことが期待できます。専門の医師に相談しましょう。

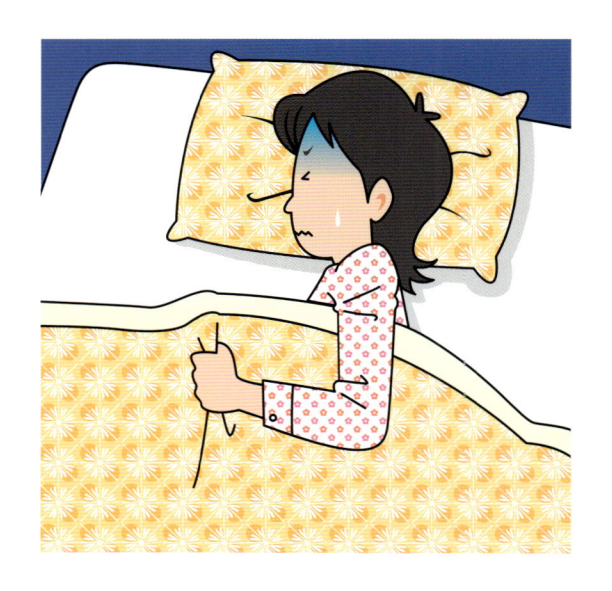

A 食事は－

月経時の苦痛をさらにひどくさせたり、軽快させたりする食べものはありません。通常と同じでよいでしょう。しかし、食事が満足にとれなくなる程度の苦痛を伴う場合は、治療の適応となるでしょう。前項と同じく専門の医師に相談しましょう。

第4章 —— 思春期におこる月経異常

A 運動は-

通常の運動（体育の授業を含む）は、月経に対して有害であるという根拠はありません。特に苦痛がなければ、行っても差し支えありません。しかし、腹痛や腰痛があるときに無理に運動を勧めるべきではありません。競技として行う比較的激しい運動についても同様です。

臨海学校などの学校の行事への参加についても、せっかくの楽しい行事なのに参加できないのはもったいないです。鎮痛剤の内服が有効ですが、ホルモン剤を用いて月経日を移動させることも可能です。専門の医師に相談しましょう。

プールに入ることについては、本人の自由意志でよいと考えられています。もちろん、強制的に行わせるべきではありません。

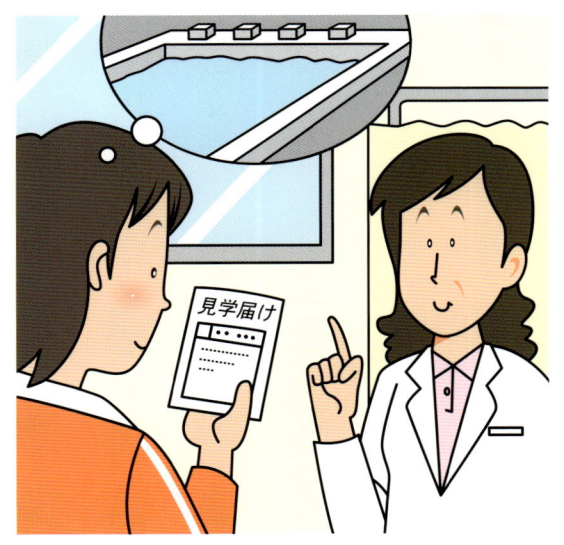

A 苦痛を和らげるための工夫はあるの？

月経痛が体操により楽になる場合があることが、古くから知られています。身体を適度に動かしてみるのも一つの手段です。「マンスリービクス」という月経に伴う不快感を和らげることを目的に開発された体操もあります。

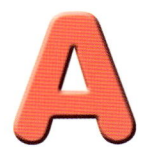

女の子の体の発育と成長

!! 月経期間中の衛生で留意すること !!

①生理用品の取り扱い

　ナプキン、タンポンとも、日本の商品は一つ一つポリエチレンの小袋で包装されており、清潔に保たれています。生理用品を入れてあるく学生カバンやハンドバッグの中はゴミやバイ菌がいっぱいで意外に不潔です。ですから、ポリエチレン包装が破けると、中の生理用品も不潔になり、使用後の感染症の原因となりかねません。使用直前に袋から取り出しましょう。

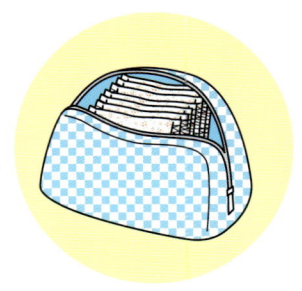

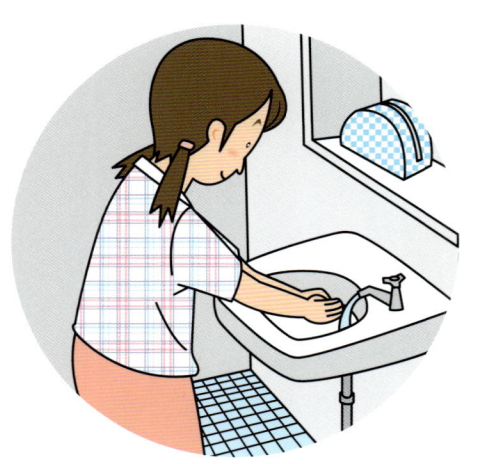

　ナプキンを使うときは、できるだけナプキンの表面に手や指が触れないように取り扱うことが大切です。手や指にも、意外にバイ菌がいっぱい付いています。ですから、トイレに入る前に手をきれいに洗い、手を清潔にしておくとよいでしょう。

②ナプキンは2〜3時間くらいで交換する

　血液は細菌の繁殖にたいへんよい培地となります。ナプキンでは、それが体温によってさらに細菌の繁殖に都合のよい状態になります。睡眠時間を除いては、2〜3時間くらいで交換するのが理想的です。
　生理用品は清潔な扱いをして、交換時間をきちんと守るように注意しましょう。それは自分の身体を守ることにつながります。

③タンポンを使用する場合の注意

　ナプキンに比べて長い時間使用しがちですが、タンポンもナプキンと同様に、細菌の繁殖に都合の良い状態になります。やはり、2～3時間くらいで交換するのが理想的です。
　タンポンの使用は、月経の処理に慣れてからの方がよいでしょう。

④入浴はしたほうがよいのか

　入浴は差し支えないばかりでなく、むしろ身体を清潔にして心身の疲労をとるためによいとされています。しかし、入浴中も出血しているのには変わりがないので、公衆浴場の湯船につかることはあまり感心しません。

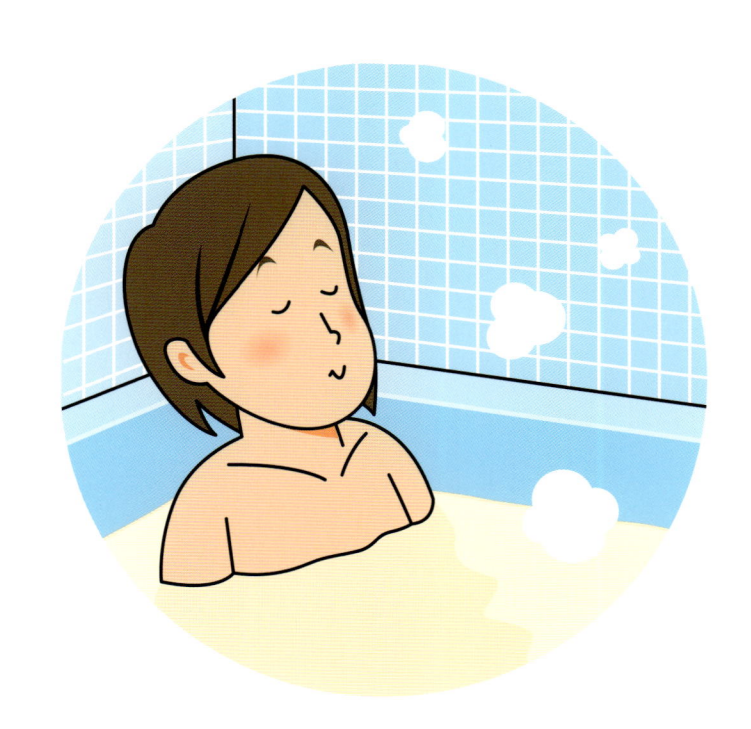

第5章 性感染症 STD

若年層の性体験の現状

　近年、若年層女性の性感染症（ＳＴＤ：Sexually Transmitted Disease）の増加が注目されています。その理由として、若年層の性意識の変化に伴う初交年齢の低下、不特定多数の異性との接触、性行動の変化などが挙げられます。
　思春期における性行動は一般に一過性、単発的になりがちで、そのことによりパートナーの複雑化が生じ、ＳＴＤを蔓延させることになります。

初交年齢は低年齢化？

　下図は年齢別による性交渉経験率の推移を示すものです。これによると1999年までは初交年齢の低下が進んでいるようにみえますが、それ以降は頭打ちになっているようです。

初交経験率の年次推移[8]

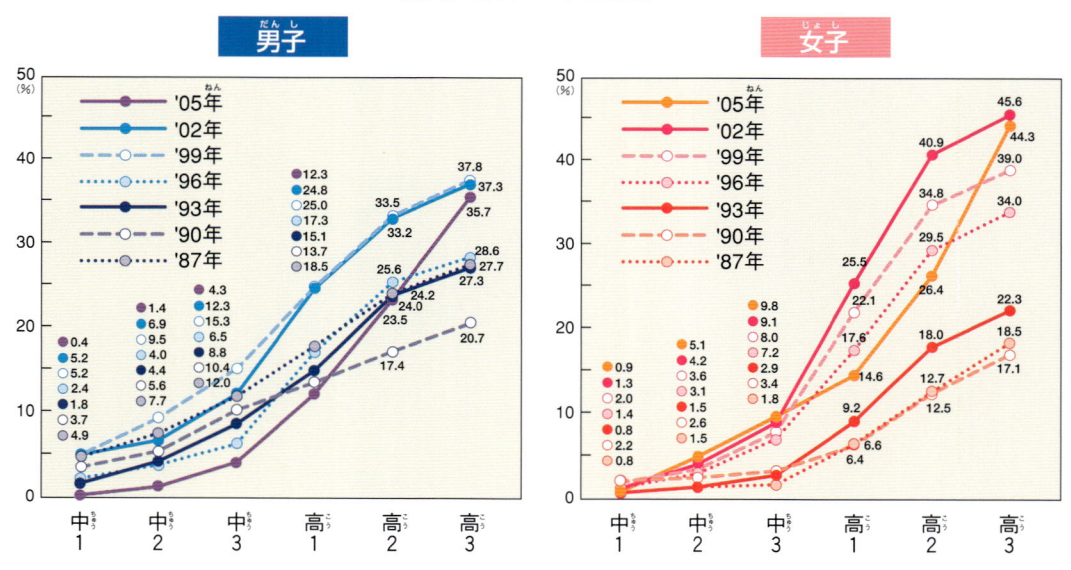

男子／女子

注）87～02年までは、高3の初交経験累積率。05年は各学年における初交経験率である。

女の子の体の発育と成長

第5章 —— 性感染症 STD

STDの種類と最近の動向

　STDは80種類を超えると言われてますが、そのうち主なSTDの種類を下表に示します。

　厚生労働省では、1987年から淋菌感染症、クラミジア感染症、性器ヘルペス、尖圭コンジローム、トリコモナス症の5疾患について全国サーベイランスを行っています。その中でクラミジア感染症がもっとも多く、ついで淋菌感染症となっています。クラミジア感染症は、女性では子宮頸管炎を起こします。その60〜80％は無症状ですが、上行感染によって卵管炎などの骨盤内炎症を起こすに至り、その結果将来不妊症や子宮外妊娠の原因となることがあります。

STDの種類[9]

	疾　患
細　菌	淋菌感染症（淋疾）、梅毒、軟性下疳、ソケイ肉芽腫症
クラミジア	性病性リンパ肉芽腫症（第4性病） 非淋菌性尿道炎・子宮頸管炎
ウイルス	陰部疱疹、尖圭コンジローム、陰部伝染性軟属腫、 B型ウイルス性肝炎、サイトメガロウイルス感染症、 伝染性単核症、AIDS（後天性免疫不全症候群）
マイコプラズマ	非淋菌性尿道炎・子宮頸管炎
真　菌	外陰・腟カンジダ症
原　虫	腟トリコモナス症、アメーバ赤痢
寄生虫	疥癬、毛じらみ症

女の子の体の発育と成長

感染症サーベイランス報告数

定点把握疾患

性感染症 定点	1999年 (平成11年)	2000年 (平成12年)	2001年 (平成13年)	2002年 (平成14年)	2003年 (平成15年)	2004年 (平成16年)	2005年 (平成17年)	2006年 (平成18年)	2007年 (平成19年)
	855	897	911	917	920	916	931	946	968

注 1. 2007年12月22日現在報告数。 2. 対象感染症の類型および疾患名称は2006年12月31日時点。
　 3. 1999年の数値は1999年4月1日からの報告数。

性器クラミジア感染症 (単位：人)

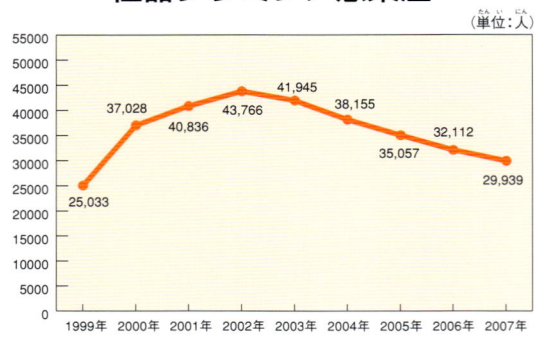

年	報告数
1999年	25,033
2000年	37,028
2001年	40,836
2002年	43,766
2003年	41,945
2004年	38,155
2005年	35,057
2006年	32,112
2007年	29,939

性器ヘルペスウイルス感染症 (単位：人)

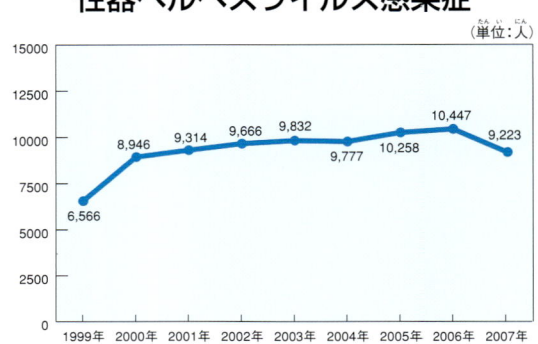

年	報告数
1999年	6,566
2000年	8,946
2001年	9,314
2002年	9,666
2003年	9,832
2004年	9,777
2005年	10,258
2006年	10,447
2007年	9,223

尖圭コンジローマ (単位：人)

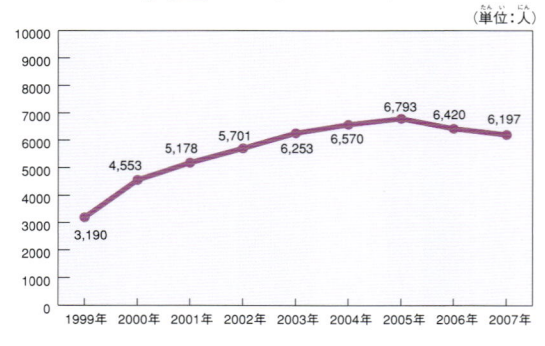

年	報告数
1999年	3,190
2000年	4,553
2001年	5,178
2002年	5,701
2003年	6,253
2004年	6,570
2005年	6,793
2006年	6,420
2007年	6,197

淋菌感染症 (単位：人)

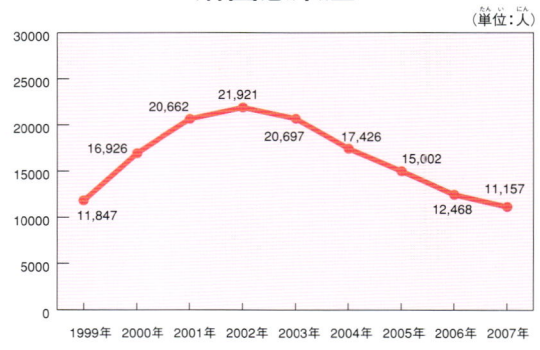

年	報告数
1999年	11,847
2000年	16,926
2001年	20,662
2002年	21,921
2003年	20,697
2004年	17,426
2005年	15,002
2006年	12,468
2007年	11,157

全数調査

梅毒 (単位：人)

年	報告数
1999年	751
2000年	761
2001年	585
2002年	575
2003年	509
2004年	536
2005年	543
2006年	637
2007年	719

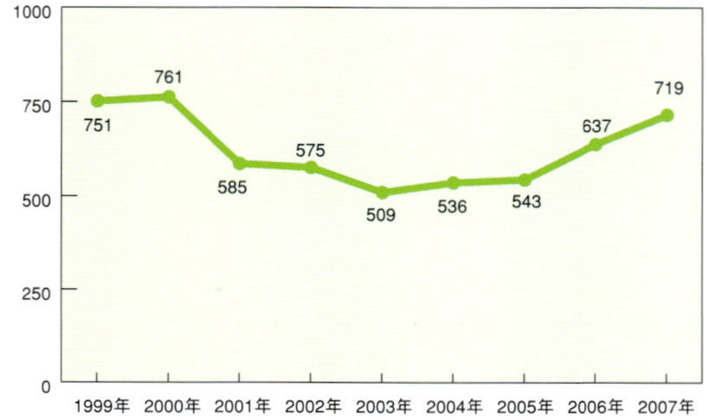

データ出典：国立感染症研究所 感染症情報センター
　　　　　　ホームページより作図
1. 2007年12月31日現在報告数。
2. 1999年の報告数は4月からの報告数である。

女の子の体の発育と成長

第5章 —— 性感染症 STD

STDの予防

■ STDの予防の基本 ■

1. 適正なコンドームの使用と正しい教育。

2. 不特定の人と性交渉を持たない。

3. STDの予防について気軽に相談できる相談相手や場所を持つ。
（地域医療機関の相談窓口
［例］保健所、保健センターなど）

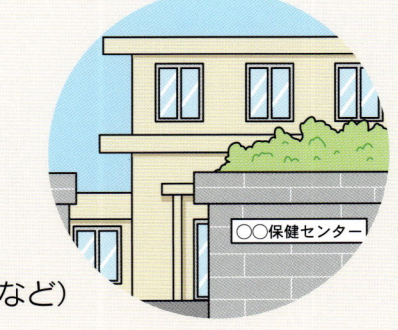

4. STDに関して正しい知識を持つ指導者の養成も大切。

コンドームの正しい付け方を覚えておこう

1. コンドームは性器接触前にペニスが勃起状態になってから、ペニスに装着する。

2. 使用直前にコンドームを個別包装内の端によせ、コンドームから遠い端を指で破り、コンドームを傷つけないように取り出す。（図①）

3. コンドームには表と裏があるので表と裏をよく確認してから亀頭の上に置く。（図②）この際、亀頭にピタリと密着させる。（図③）

4. コンドームをゆっくりと両手の指でペニスの根元に向かってころがしながら、根元までかぶせる。この時、表と裏を間違えると装着できない。（図④）

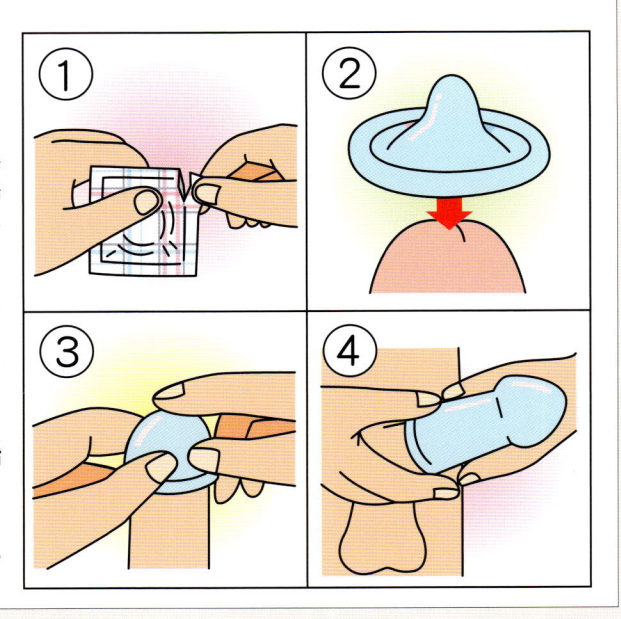

女の子の体の発育と成長

おわりに

　わが国でも、本文で述べた通り、思春期の人たちが気軽に訪れることができ、その特殊性に対応した相談や診療ができる思春期外来を設置する施設が、次第に数を増やしてはいるものの、まだまだ量的にも質的にも不十分です。さらには都市偏在の問題があります。それぞれの思春期外来とその地域の学校などとの連携が十分にとれていない点も問題で、より密接な協力体制の樹立が必要と考えられます。また、思春期外来の多くが産婦人科の施設で、精神科・神経科・心療内科での設置は少なく、近年増加してきている摂食障害の患者さんの治療を依頼できるような精神科・神経科・心療内科における思春期外来の増加を強く望みたいと思います。

　本書をお読みになり、思春期外来とはどんなものか、どのような子どもたちが訪れるか、どのような状態であったら受診を勧めたらよいのかなどにつきまして、いくらかでもご理解いただければ幸いです。

　最後に上梓に際し、校閲および助言をいただきました前自治医科大学産科婦人科学教授・佐藤郁夫先生に深く感謝いたします。

著者紹介

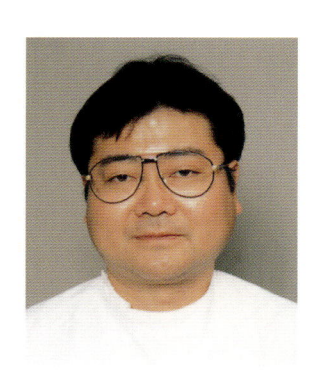

渡辺　尚（わたなべ　たかし）

1959年	宮城県仙台市に生まれる
1978年	宮城県仙台第一高等学校卒業
1984年	自治医科大学卒業後、国立仙台病院にて初期臨床研修
1986年	宮城県古川市立病院に産婦人科医として勤務、同病院にて思春期外来を開設
1993年	自治医科大学大学院修了。学位取得。医学博士
1993年	自治医科大学産婦人科助手
1993〜1995年	七ヶ宿町国民健康保険診療所長
1997年〜	自治医科大学産婦人科講師、同附属病院産婦人科思春期外来担当
1998〜2000年	上都賀総合病院産婦人科医長
2003年6月	自治医科大学総合周産期母子医療センター助教授
2006年4月〜2009年9月	芳賀赤十字病院産婦人科部長
2010年4月現在	自治医科大学総合周産期母子医療センター准教授、兼同産科婦人科准教授 日本産科婦人科学会認定医、 母体保護法指定医、 日本産婦人科新生児血液学会幹事・評議員、 日本思春期学会幹事・評議員、 日本周産期・新生児医学会評議員

専門分野：周産期学、周産期血液学、思春期婦人科学

【文献】

1) 玉田太郎：月経に関する定義　産婦人科の実際41：927－929、一部改変
2) 三宅　侃、田中文平、本庄英雄、岡田弘二、仲野良介：原発性無月経の原因・産婦人科の進歩43：452－454、1991
3) 松本清一：日本性科学体系Ⅲ．日本女性の月経、第2章正常月経、星雲社、35～74、1999
4) 生殖・内分泌委員会（委員長・中村幸雄）：思春期における続発性無月経の病態と治療に関する小委員会（平成9年度～10年度検討結果報告）18歳以下の続発性無月経に関するアンケート調査―第1度無月経と第2度無月経の比較を中心として－・日本産科婦人科学会誌51：755－761、1999
5) 松本和紀、舞床和洋、田中忠夫：思春期の月経異常－続発性無月経、若年性出血・産婦人科の実際47：1809－1815、1998
6) 渡辺　尚、扇　昭美、富田美枝子、渡辺ちとみ、京野広一：高校生における月経困難症の実態、ならびにその分析・思春期学6：380－384、1988
7) 山口　肇、多賀理吉：思春期の月経困難症とその治療・産婦人科治療79：523－526、1999
8) 児童・生徒の性（2005年調査）、東京都小学校・中学校・高等学校の性意識・性行動に関する調査報告・学校図書、東京、2005
9) 日本母性保護産婦人科医会：思春期のケア、研修ノートNo.61、1998

企画・編集　　松本美枝子
表紙・文中イラスト　　中村　光宏

女の子の体の発育と成長　　正常から病気まで
2010年4月20日第4刷発行
発　行　所　株式会社　少年写真新聞社　〒102-8232 東京都千代田区九段北1-9-12
　　　　　　　　　　　　　　　　　　　TEL 03-3264-2624　FAX 03-5276-7785
　　　　　　　　　　　　　　　　　　　URL　http://www.schoolpress.co.jp/
発　行　人　松本　恒
印　　　刷　株式会社　豊島
© Shonen Shashin Shimbunsha 2002, 2005, 2010, Printed in Japan
ISBN978-4-87981-145-5　C0047

本書を無断で複写・複製・転載・デジタルデータ化することを禁じます。
落丁・乱丁本は、おとりかえいたします。定価はカバーに表示してあります。